U0315241

中医药科普读本

第一辑

吃出健康

金敬梅 荆悦／主编

世界图书出版公司

图书在版编目（CIP）数据

吃出健康 / 金敬梅，荆悦主编 . -- 北京 : 世界图
书出版公司 , 2019.4
　（中医药科普读本 . 第一辑）
　ISBN 978-7-5192-5995-2

Ⅰ . ①吃… Ⅱ . ①金… ②荆… Ⅲ . ①食物养生－青
少年读物 Ⅳ . ① R247.1-49

中国版本图书馆 CIP 数据核字 (2019) 第 029410 号

书　　　名	中医药科普读本 . 第一辑 . 吃出健康
（汉语拼音）	ZHONGYIYAO KEPU DUBEN.DI-YI JI.CHICHU JIANKANG
编　　　者	金敬梅　荆　悦
总　策　划	吴　迪
责　任　编　辑	韩　捷
装　帧　设　计	刘　陶
出　版　发　行	世界图书出版公司长春有限公司
地　　　址	吉林省长春市春城大街 789 号
邮　　　编	130062
电　　　话	0431-86805551（发行）　　0431-86805562（编辑）
网　　　址	http://www.wpcdb.com.cn
邮　　　箱	DBSJ@163.com
经　　　销	各地新华书店
印　　　刷	吉林省金昇印务有限公司
开　　　本	787 mm × 1092 mm　1/16
印　　　张	10
字　　　数	107 千字
印　　　数	1—5 000
版　　　次	2019 年 4 月第 1 版　　2019 年 4 月第 1 次印刷
国　际　书　号	ISBN 978-7-5192-5995-2
定　　　价	360.00 元（全十册）

目录

药膳漫谈

药膳常识

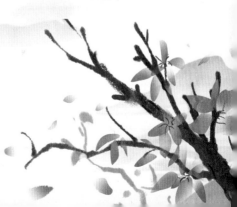

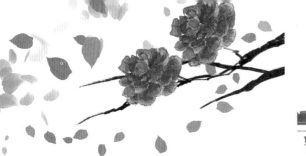

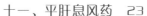

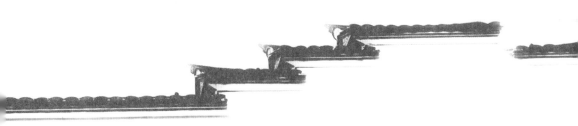

"膳"治百病

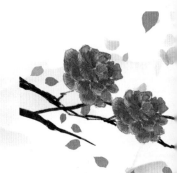

药膳漫谈

YAOSHAN
MANTAN

"药食同源"话药膳

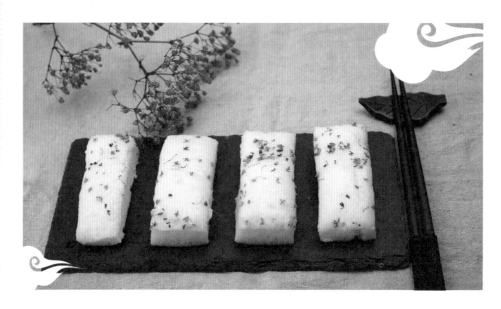

　　生活中，好多人都知道绿豆汤解暑，姜汤驱寒，葱白、大蒜能防治感冒，羊肉、燕窝能补身体……这些本来都是食物，却能起到治病保养的功效。将食物与药物搭配在一起，做成对人身体有益的食物，那就是药膳了。

　　中医药膳，确切地说就是在中医药理论指导下，将不同药物与食物进行合理地组合，采用传统和现代的科学加工技术制作具有独特色、香、味、形、效的膳食品。它不仅能补充人体所需要的营养，满足人们对美味食品的追求，同时还具有增强体质、调节机能、养生防病、辅助治疗各种疾病和促进机体康复等作用。因此，中医药膳在民间盛传不衰，日益发展，是中华民族几千年来用以养生强体、防病治病的重要膳食。

"民以食为天"，说起中医药膳的历史，可以追溯到遥远的上古时期。人类在原始时期，吃的食物都是自然生长的东西。由于吃的东西比较杂，因此经常引起不良反应。于是人们摸索寻找食物时，避开那些有毒的东西。如"神农尝百草"的传说，他通过试吃各种植物，试喝各类水源来辨别有无毒害，然后指导人们避开有毒的东西，有时一天就遇到七十种毒物。传说也反映了当时的人们开始对饮食安全方面的探索了。然而同时，人们也发现有些食物不仅能充饥，还有药用价值。由于当时的人们还不能把食物和药物分开，只能有选择性地将有药用价值的东西和其他食物一起食用，这也就是中医"药食同源"的依据，同时也是中医药膳的起源。

到了奴隶社会，人们已经掌握多种烹调方法，如伊尹制汤液的经验，并且已经会酿酒，于是开始做一些有疗效的药食和药酒来祛病强身。当时的中医经典巨著《黄帝内经》，最先提出了饮

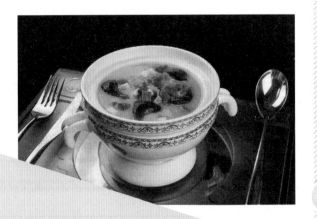

食对人体健康具有重要意义，并系统地阐述了食疗方面的知识。

东汉成书的《神农本草经》和名医张仲景的《伤寒杂病论》中都有不少食疗药膳内容。

食疗发展到唐代，已经具有了比较高的水平。唐代药王孙思邈所著的《千金药方》更是标志着食疗已经成为一门独立的学问。

在宋代至清代期间，中医药膳更是得到了全面的发展。如大医学家李时珍所著的《本草纲目》中就有数以百计的药用食物，并且还有许多药膳方。

新中国成立以来，人们随着生活水平的不断提高，对健康与饮食的要求也越来越高，因此更加注重中药与饮食相结合。药膳除了具有鲜明的中医特色，还具有食品的一般特点，强调色、香、味、形，对人体不仅具有良好的营养作用，又能激起人们的食欲。随着对中医药膳研究的深入，许多相关书籍的相继出版，药膳协会的成立，国际间相互交流，中医药膳这个瑰宝将逐渐走向世界。

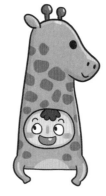

药膳为什么能治养身体

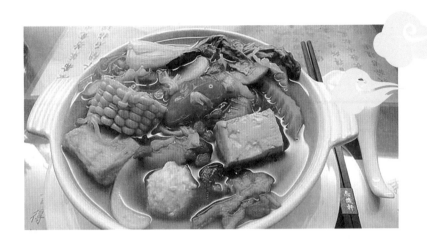

药膳之所以能够治养身体，这还得从药膳学的基础理论说起。

一、中医药膳学的基础理论

中医药膳被称为"药膳"，就是因为其具有药性，有药用价值，所以它从形成到发展，无不与中医药学有着密切的关系。医药膳的基础理论有以下三个方面：

1. 协调人体阴阳平衡

中医认为，人有病的基本原因就是阴阳失调。因此，调整阴阳，以恢复阴阳的相对平衡，成为中医治疗学的重要原则，也是药膳施治的基本原则。

2. 根据人的病情、体质等方面因素，来辨证施膳

根据病情等情况辨证论治是中医的基本理论之一，药

药膳漫谈

5

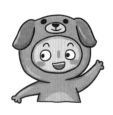

膳学强调要辨证施膳。药膳用于防治疾病，首先必须辨证，根据情况来选择用什么食物来做膳食。同时，在辨证过程中，要重视体质的差异，强调因人、因时、因地制宜地辨识证的情况，还要注重补充人体正气、祛除病邪，分清病情的标本、缓急关系，然后来确定施膳的方案与治法。

3. 调整脏腑的机能

中医的治疗方法非常重视以五脏为中心，从整体上调整脏腑机能，促进康复。药膳学在以五脏为中心的核心理论指导下，依据食物的五味、归经、归脏的这些特性，利用药膳的药物与食物的相互搭配，来调节脏腑机能。

另外，在调整脏腑机能方面，药膳学从"物以类聚""同性相助"的人们直观认识出发，衍生出脏器互补、以脏补脏的理论与治疗方法，也就是利用动物脏器来补助人体相应脏器的营养和功能。

二、中医药膳学的药性理论

中药能治病，是因为中药有药性。药膳能对人有作用，也是因为药膳中的食物有药性。所以中医药膳学的药性理论，直接来源于中药药性理论，药食的特性包括了四

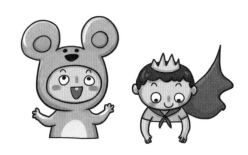

气五味、升降浮沉、归经、毒性与宜忌等内容。了解了药食的特性，就可以据此并根据病情，来选择药食制作药膳了。

1.药食的四气五味

药食的四气，又称四性，是指不同的药食因为具有寒、热、温、凉的四种不同特性，因此会对人体产生寒、热、温、凉四种作用。

药食的五味，就是指辛（辣）、甘（甜）、酸、苦、咸五种味道。气味不明显者，称为淡味，故又有"六味"之称。药食的五味，具有各自的效能特性，因此各种味性的药食会对人体产生不同的作用。

2.药食的升降浮沉

中医认为，人的生命活动的基础，是由于气在各个部分做着特定的运动来实现的。气的运动方向有上、下、进、出四种形式，若是运动方向出问题了，那么人就会有病了。

人类经过长期摸索，发现药食具有升降浮沉的特性，就是指药食能使人的气有升、降、浮、沉四种作用趋势。升是指药效趋向上行，浮是指药效趋向发散，降是指药效趋向降下，沉是指药效趋向内行收敛。了解药食的升降浮

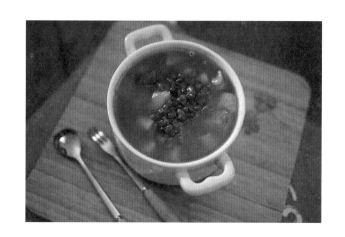

沉特性，就可以根据人体气的问题，来选择药食了。

3. 药食的归经

归经，顾名思义就是药食所归属的经络，是指药物或食物对某些脏腑经络的病变能起主要治疗作用。所以，药食的归经不同，治疗作用也不同。

4. 药食的毒性

药食的毒性，源于古代对"毒药"的认识，主要是指药物的毒副作用。习惯将药物分成有毒、无毒。有毒之中，又有大毒、小毒之分。

药膳用作防病治病，特别是用作养生强体方面，大多选用安全无毒的药食配方，这是药膳的特点之一。在中药方面，一般选用无毒的药食。大毒的药，不作为药食选用。小毒之药，选用的也很少，若需选用，也大多经过减少毒性的处理，并控制好用量，保证安全。在搭配的食物方面，均以常用的食物配膳，富含营养，安全无毒。

三、中医药膳学的配伍理论

中药的配伍，就是指当应用一种药物疗效不佳时，则需要选择其他的药物进行合理的配伍，或将两种有效的药物配在一起，从而获得更好的治疗效果。中药的使用，就是在其特有的配伍理论指导下进行的。那么中医药膳学的配伍理论，也是在中药配伍理论指导下，结合传统烹饪方法和要求逐渐形成的。

1.药膳配伍的原则

药膳原料，由药物与食物两方面组成。药膳配伍，既要遵循中药"君、臣、佐、使"的配伍原则，又应考虑药物与食物的主次关系，合理搭配。

药膳方中的主要原料属于药膳方中为"君"的药物或食物。辅助原料是辅助主料发挥作用的原料，以及制作药膳的辅助原料，属于药膳方中为"臣"的药物或食物。佐、使原料是药膳方中兼顾次要症状而使用的药物或作为"药引子"的药物，以及做药膳的调料品。

2.药膳配伍的选料

药膳配伍的选料，要考虑到药物与食物两个方面的合理配伍，遵循中药的配伍原则。

另外，药膳配伍的选料，除了注重相宜药食配伍，还应考虑到药食的味道。一般苦味较重的药物，较少入选药膳，多选甘甜味美的药物制膳。另外，在制作药膳时，也常通过使用调味品来改善和纠正药膳的味道，使药膳保持色、香、味、形、效的特色，美味可口，方便服食。这也是药膳选料配伍中的一个重要环节。

3. 药膳配伍的禁忌

药膳配伍的禁忌主要包括三个方面：

（1）药食性与病证性质或体质属性不符的情况下，不宜配用。如寒凉类的药食，不适宜寒证和体质偏寒者选用；温热类的药食则不适宜热证和体质偏热者选用。

药物方面，注意如中药配伍禁忌的药物不宜配伍应用，以及前人提出了一些用药禁忌等。

（2）药物之间、食物之间以及药食之间具有不良相互作用者，不宜配合使用。一些食物也具有相互克制的作用，若同时服用，会产生不良反应，如服用人参时不宜食白萝卜，牛乳忌酸味食品，葱忌蜂蜜，螃蟹忌柿子等。

（3）用膳禁忌，俗称忌口，是指在服用某些药膳时不宜进食某些药食。如服用治疗感冒的药膳时，不宜进食过分油腻的食物。还有一些古代人认识到的禁忌，虽未完全得到现代研究的证实，但在药膳选食时也应作为考虑的因素，以免发生不良反应。

近代食疗，又提出了许多疾病与饮食禁忌的新认识，如豆腐不能与菠菜同煮服用，柿子不能与牛乳同服，结石病人不宜饮啤酒，过敏性疾病不宜食虾等，也都值得参考。

四、中医药膳学的治法理论

当应用药膳治疗时，根据病症选择治疗的方法时，需要应用中医治疗学的相关内容。主要有九种治法：汗法、下法、温法、清法、补法、理气法、理血法、祛湿法、消法。

从药膳的各方面理论可以看出，药膳就是在中医的相关理论基础上，在药膳学方面的应用。所以药膳的作用，也如同中药治疗方法一样确切有效，因此药膳的应用，会给人们的身体健康带来巨大的益处。

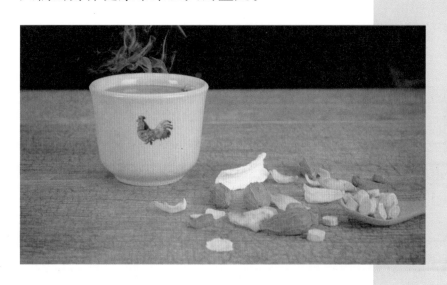

药膳的特点与分类

一、中医药膳的特点

中医药膳，主要由两大类原料组成，即药物与食物。药物与食物按一定的理论与原则有机组合，产生食养、食治的作用，既是食物，又不同于普通食品。其可概括为如下几个方面：

1. 隐药于食，注重身体的整体调节

中医药膳把中药的保健、治疗、预防及增强体质的作用融入日常膳食，使人们能在必需膳食中享受到食物营养和药物防治调理两方面的作用，形成独具特色的"药膳"。

2. 审因用膳，辨证施食

中医药膳学遵循"审因用膳，辨证施食"的原则。所谓辨

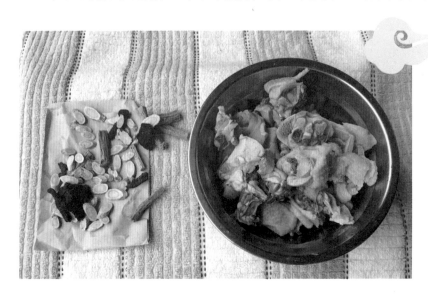

证施食，就是根据不同的病证来选择具有相应治疗作用的食物。食疗养生菜在原材料、调料选择、配伍、烹饪技法等方面，都要始终遵循中医学辨证论治、辨证组方的理论原则与方法，在辨证的基础上配伍组方。如感冒之病，由于病因、体质、季节的不同，可表现为不同的症，选择的膳食也就有区别：风寒感冒可选用葱白粥、生姜粥、姜糖苏叶饮等辛温解表，祛风散寒；风热感冒可选用菊花茶、桑菊豆豉饮、薄荷芦根饮、银花饮等辛凉解表，疏风清热；暑湿感冒可选用藿香饮、香薷饮、荷叶冬瓜汤等祛暑解表，清热化湿；气虚感冒可选用黄芪苏叶饮、葱白鸡肉粥等益气解表，调和营卫。

3. 讲究口味，方便服用

中医药膳，继承了中国烹饪讲究色、香、味、形的特色，调配时十分重视口味，多以甘味中药配制。如必须选用其他性味的中药组方时，烹饪时也都会配用味佳的佐味调料，如糖、盐、姜、葱、味精等，以起到可口宜人、常食不厌的效果。如常州的叫花子鸡、武汉的八卦汤等都是从古代食治方中发展起来的著名药膳。

不论是佐餐同服，或是以药膳代餐，中医药膳形式非常丰富且服用方便。使用最多的是药膳菜肴、药粥、药酒等。另外，还有药饭、药汤、药饼、药茶、药蛋等。近代又开发了一些饮料类、罐头类、蜜饯类等新型药膳食品，更体现了方便服用的特点。

4. 注重调理，防治并重

中医药膳学在理论体系上和中医"治未病"的思想有着密切的联系。高濂在《遵生八笺·饮馔服食笺》中提出"饮食，活人之本也。是以一身之中，阴阳运用，五行相生，莫不由于饮食。故饮食进则谷气充，谷气充则血气盛，血气盛则筋力强……""疾病可远，寿命可延"，都可说明饮食在疾病预防中的重要作用。当然人体在患病之后，更需要注意饮食，并以饮食作为调治疾病、防止病情加重或疾病愈后复发的重要手段。药膳固然对某些疾病具有治疗作用，而其基本立足点，则是通过药物与食物的结合，对机体进行缓渐调理。无病防病，有病防变的原则，始终贯穿于食疗法的整个过程之中，也是药膳学的特色之一。

二、中医药膳的分类

人体有脏腑气血之分别，药食有四性五味之异，制膳有煎炒浸炸之殊，药膳也根据人体的不同需要、药膳的不同功效等，区分为不同类别。

1. 按功效分类

这种分类方法是以中医治法理论为依据，按药膳的功效进行分类，作用明确，便于辨证选食，为临床所常用。

2. 按药膳形态分类

这种分类方法是以烹饪制作后的成品形态特点为依据，一般分为五类：

（1）菜肴类

菜肴类药膳是最为普遍应用的药膳品

种，以日常食用的食品与中药配合，烹饪成各种菜肴，进餐服食。其食品原料包括肉、蛋、蔬菜等，以煨、炖、炒、蒸、炸、烤等烹饪方法，进行加工制作，具有色、香、味、形、效等特色，如太白鸭等。

（2）粥食类

粥食类药膳以日常食用的主粮或杂粮为主料或辅料加粳米、糯米、小米、玉米、大麦、小麦等，适量选配中药，加水煮制成粥，代餐服食。

烹饪制作方便好学，又易吸收消化，特别适合年老体虚及病后康复的人调养，也是比较常用的药膳品种。如补虚正气粥、菊花粥等。

（3）糕点蜜饯类

糕点类药膳以粮食或果品为主料，适量选配中药，研制成粉或煎取药汁，再加糖、蜜拌匀，按糕点、蜜饯的制作方法，加工而成。多用作佐餐服食，或作为点心零食。其制作需要一定的设备条件，工艺较为复杂，一般多为食品工业批量生产。这类药膳便于保存，服食方便。如阳春白雪糕、瓜蒌知母饼等。

（4）饮料类

本类药膳以药食相合，制作成液态或半

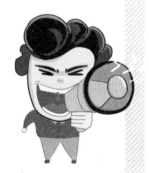

液态的饮料，多佐餐饮用。其食品原料有用鲜品榨汁，亦有用干品浸泡、煎煮、蒸馏取汁，再选配中药进行加工制作而成。又有药酒、药茶、药露、果蔬汁及浓缩液等种类，其中应用最多的是药酒。药酒如养生酒，药茶如桑菊浙贝茶，药露如银翘甘草露，果蔬汁如鲜藕柏叶汁，浓缩液如山楂麦芽膏等。

（5）其他类

除了上述常用药膳品种，还有一些其他品种。如米面类的茯苓包子、山药面、八宝饭等；罐头类的桂圆八宝粥、虫草鸭子罐头等；干粉冲剂类的芝麻核桃糊等。

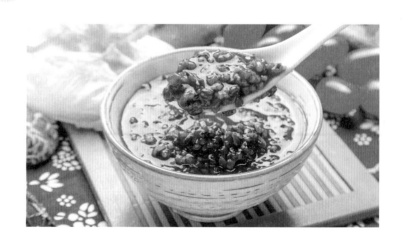

药膳
常识

YAOSHAN
CHANGSHI

药物类药膳原料

药膳常用药物均为天然药材，包括植物的根和根茎、果实和种子茎叶、全草、花、皮以及动物、矿物质等。我国中药材资源多，品种多达 3000 种以上。但并非所有的中药材均可用于烹制药膳，由于药膳除了要具有一定的养生作用和食疗作用外，还应考虑药膳的食用性和安全性。严格地讲，药膳中药是指那些口感口味适合于烹饪，易于被人们接受，或通过烹饪加工能达到一定风味要求；同时具有无明显毒副作用、无严格剂量要求的中药材。

药膳中药毕竟是药物，与食物相比，大多具有明显的寒、热、温、凉之性，性味的偏性较食物更为显著，个别药物还有"小毒"，因此，使用时要严格注意其炮制方法

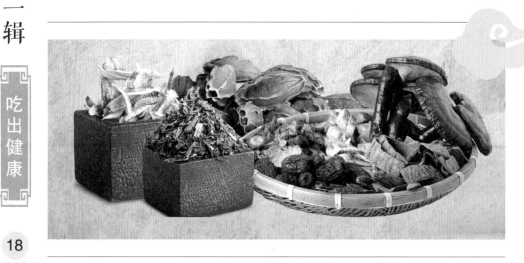

和剂量。同时，药物类原料在配伍宜忌、用法用量、烹调加工等方面均具有严格的要求，必须全面掌握。常用药膳中药，按其主要功效大致可分为如下 15 种。

一、清热药

凡以清解里热为主要作用，用治里热证的药物，称为清热药。

清热药具有清热泻火、解毒、凉血、清虚热等功效，主要用于各种里热证候。其药性多寒凉，易伤脾胃，凡脾胃虚弱、食少便溏者慎用；热病易伤津液，清热燥湿药易化燥伤津液，故阴虚津伤的患者当慎用或与养阴生津药同用；清热药多寒凉，不可久用，脾胃虚寒及阳气不足者慎用。

二、解表药

凡能疏肌解表、促使发汗，用以发散表邪，解除表证的药物，称为解表药。本类药物大多味辛质轻，气味芳香，具有程度不同的发汗解表功效。使用解表药时，必须注意阳虚畏寒、阴虚发热，以及平素有自汗、盗汗、出血的病人禁用；若体虚气血不足兼有外感者须适当配合补养药；解表药不能过量使用，中病即止；其煎煮时间不宜过长，以免影响药效。

三、谓行药

凡以调理气分，消除气滞与气逆证为主要作用的药物，称为行气药，又称为理气药。

本类药物大多味辛，性温，气味芳香，具有理气健脾、顺气宽胸、疏肝解郁、破气散结、行气止痛、降气止呕等作用。部分药物辛温香散，易于耗气伤阴，对于气虚、阴虚的患者均应慎用。

四、消食药

凡能消积导滞，帮助消化，促进食欲，以治疗食积停滞、消化不良的药物，称为消食药。

本类药物多药性甘平，能消化食物积滞、开胃和中，主要适用于饮食失节，脾胃损伤，或宿食不消，积滞不化之证。

五、利水渗湿药

凡以通利水道、渗泄水湿，治疗水湿内停诸证为主要作用的药物，称为利水渗湿药。

服用这类药物后，能使小便通畅，尿量增多。利水渗湿药易伤阴液，忌单独用于阴亏津少的病证。对脾虚水肿，应以健脾为主，不宜片面强调利尿；对滑精、遗精而无湿热者，不宜用。

六、祛风湿药

凡以祛除肌表、经络、筋骨、关节的风湿，解除痹痛为主，用于治疗痹证的药物，称为祛风湿药。

祛风湿药分别具有祛风、除湿、散寒、活络、舒筋、活血、止痛的作用，其中少数药物又有补肝肾、强筋骨之效，适用于风寒湿痹证。痹证迁延日久，宜作酒剂常服。祛风湿药，大多辛温性燥，易伤阴耗血，故阴虚血亏应当慎用。

七、通便药

凡能滑利大肠，以促进排便为主要作用的药物，称为通便药。

具有通利大便，泻下肠胃积滞，清导实热等作用，适用于大便不通、肠胃积滞等里实证。应用本类药物，应按病情选用适当药物配伍，如热盛津伤便秘，配清热养阴药；兼血虚者，宜配补血药；兼气虚者，配补气药。如病情较重，需要急下者，可选用攻下药，用量稍大，并制成汤剂内服，可取速效。若病情较缓，只需缓下者，药量不宜过重，或制成丸剂内服。

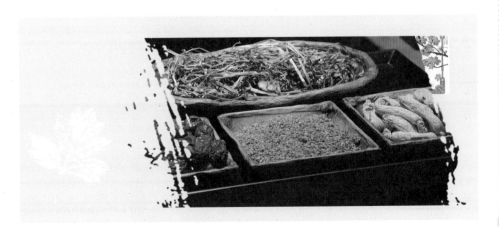

八、化湿药

凡性温而燥，以化湿运脾为主要功效，常用以治疗湿浊阻中的药物，称为化湿药。因本类药物一般多具有芳香味，故又称芳香化湿药。

芳香之品能醒脾化湿，温燥之品可燥湿健脾，适用于湿犯中焦，脾阳被困与脾胃运化失常，湿浊内阻所致诸证。该类药物易于耗气伤阴，对阴虚津少、气虚者慎用。本类药物多含挥发油，故入汤剂须后下，且不宜久煎，以免药性耗散，功效减弱。

九、祛寒药

凡以温里散寒，治疗里寒证为主要作用的药物，称为祛寒药，又称温里药。

祛寒药味辛而性温热，具有温中散寒的作用，有的药物具有回阳救逆和补火助阳之功，适用于里寒证。祛寒药性多辛温燥烈，易于助火伤耗阴血，凡属阴虚、血虚患者，均应慎用或忌用。实热证禁用祛寒药。

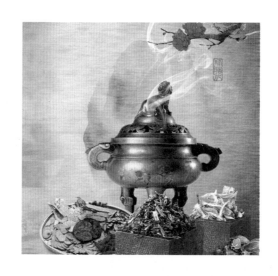

十、理血药

凡以调理血分，治疗血分疾病为主要作用的药物，称为理血药。

止血药能起止血作用，适用于各种出血证，如外伤出血、吐血、衄血、便血、尿血、崩漏等。以通行血脉，消散瘀血为主要作用的药物，称为活血化瘀药。活血化瘀药对月经过多而无滞者，或血虚经闭等证不宜使用；有些药物尚有催产下胎作用，孕妇应忌用或慎用。

十一、平肝息风药

凡具有平降肝阳、止息肝风(内风)的药物,称为平肝息风药。

适用于肝阳上亢、头目眩晕，以及肝风内动、惊痫抽搐等症。应用本类药物时，应根据辨证施治的原则给予不同的配伍。如因血虚引起的，与养血药同用。

十二、化痰止咳平喘药

凡功能化除痰涎、制止咳嗽、平定气喘的药物，称为化痰止咳平喘药。

痰涎与咳嗽、气喘有一定的关系，一般咳嗽每多夹痰，而痰多每致咳喘，因而在治疗上化痰药常与止咳平喘药相互配伍应用。化痰药主要用治咳嗽痰多、痰饮气喘；止咳平喘药主要用于咳嗽气喘及久咳劳嗽等病证。咳嗽兼咯血者，不宜用强烈而有刺激性的化痰药，以免加重出血。

十三、补虚药

凡具有补虚扶弱作用，以治疗人体虚损不足的药物，统称为补虚药，又可叫作补益药。

补益药主要用于各种虚证，总的来说包括两个方面：一是用于体虚，气血阴阳不足的病证，以增强体质，消除衰弱的症状，辅助机体的康复能力，使之早日恢复健康；一是用于病邪未尽，正气已衰的病证，可在祛邪的药物中适当配伍补虚药，以增强机体的抗病能力，达到扶正祛邪的目的，从而战胜疾病。虚证一般有气虚、血虚、阴虚、阳虚四种类型。补虚药根据它的效能及应用范围，也可分为补气药、补血药、补阴药、补阳药四类。

在具体应用时，可以根据虚证的不同类型而选用不同的补虚药如气虚补气，阳虚助阳，血虚养血，阴气滋阴。而阳虚者每有气虚，而气虚者常导致阳虚，气虚和阳虚表示机体活动机能衰退；阴虚者每兼血虚，而血虚者亦常导致阴虚，血虚和阴虚表示机体内精血津液的损耗。人体的气血阴阳有着相互依存的关系。因此，在实际运用过程中，这几种不同的补虚药又常常相须为伍。并且补气药和补阳药补血药和补阴药往往相须为用，某些补气药本身就兼有温补助阳的作用，而补血药大多也有滋阴的功能，故常为临床首选。更有气血两亏、阴阳俱虚者，则补虚药的使用更须兼顾，灵活掌握，用气血阴阳并补的方法。

此外，对于实邪未尽的病人，应予慎用，以免病邪留滞。但如病邪未清而正气已虚的，可于祛邪药物中，配加补益药，增强抵抗能力，扶正以祛邪。

十四、安神药

凡以安神、镇静为主要功效的药物，称为安神药。

主要用于心神不宁、烦躁不安、心悸怔忡、失眠多梦、头痛昏晕等病证。养心安神药属于植物类，质润性缓，兼能滋养，适用于阴血不足、心神不宁、虚烦失眠；重镇安神药属于矿物类，质重沉降，多用于心神不宁、躁动不安等症。

十五、固涩药

凡以收敛固涩为主，能治疗各种滑脱证候的药物，称为固涩药。

适用于久病体虚、元气不固所致的遗精、滑精、久泄、带下、自汗、盗汗等滑脱诸证，应与补益药同用，以标本兼顾。

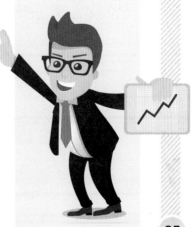

食物类药膳原料

食物原料有谷豆、蔬菜、食用菌、果品、肉食类、奶蛋、水产品、调味品及其他原料等种类。它们是药膳必不可少的重要原料。中医药膳学是中医药的一个重要组成部分。药膳是在中医药理论指导下，通过中药和食物相互配伍，采用传统和现代科学技术制作的膳食品。

一、粮食类

粮食是人类生存的根本，俗话说"人是铁，饭是钢，一顿不吃饿得慌"。粮食即人们常说的"五谷"，是谷物、豆类等粮食作物的总称。现代研究表明，粮食类的食物富含糖类、蛋

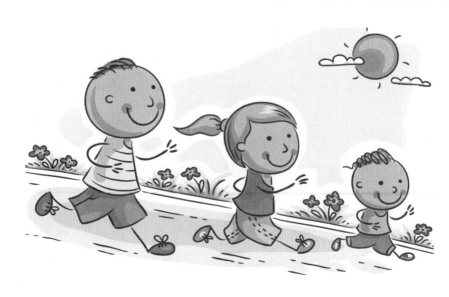

白质、维生素B族（特别是硫胺素和烟酸），脂肪低，无机盐也较低。在我国，南方以大米为主，北方以小麦为主。豆类更是公认的蛋白质含量高、质量好，其营养价值接近于动物性蛋白质，是最好的植物蛋白。豆类供给的热量也相当高。豆类中维生素以维生素B族最多，比谷类含量高。此外，还含有少量的胡萝卜素。豆类富含钙、磷、铁、钾、镁等无机盐，是膳食中难得的高钾、高镁、低钠食品，更重要的是其中所含为不饱和脂肪酸，不含胆固醇，是高血脂症、冠心病、肥胖症等患者的最佳食品。

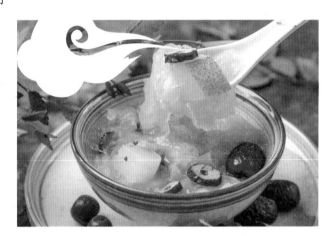

二、蔬菜类

蔬菜是可作为副食品的草本植物的总称。蔬菜的种类很多，可分为根茎类，如马铃薯、山药、魔芋、萝卜、藕、百合等；瓜茄类，如冬瓜、丝瓜、黄瓜、苦瓜、辣椒等；茎叶花类，如芹菜（旱芹、水芹）、菠菜、韭菜、莴苣、茼蒿、胡荽、茭白、毛笋、芥菜、玫瑰花等。大多数蔬菜性寒凉，以清热除烦、通利大小便、化痰止咳等功能为多见；少数蔬菜性温暖，

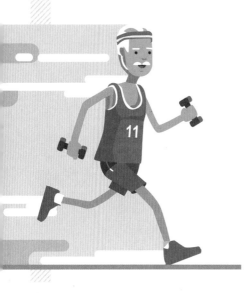

能起到温中散寒、开胃消食的作用。

新鲜的蔬菜水分含量大都在90%以上，蔬菜中碳水化合物、无机盐和某些维生素（维生素C和胡萝卜素）的含量很丰富，而蛋白质和脂类的含量却很低。蔬菜的最终代谢产物呈碱性，可保持人体内的酸碱平衡，使血液的pH值稳定在7.35～7.45之间。因此，当人们久不食蔬菜便会感到胃中不适，或食饭无味。

三、 食用菌类

食用菌种类繁多，味道鲜美，历来受到大众喜爱，被誉为"山珍之王""庖厨珍品"。我国食用菌的种类很多，据统计可供食用的菌类有300余种，食用菌营养丰富，均含有丰富的蛋白质、糖类、多种维生素、矿物质等，脂肪含量较低，多为不饱和脂肪酸。在食用菌所含营养成分中，有很多治疗功效，对恶性肿瘤、贫血、骨质疏松症、心血管系统疾病、肝炎、胃溃疡等都有较好的防治作用。

中医药科普读本　第一辑

吃出健康

四、 果品类

水果和干果的总称为果品。含水分较多的植物果实为水果，如桃、梨、苹果等；外有硬壳而水分含量较少者为干果，如花生、核桃、板栗等。另外，晒干了的水果（如柿饼）也为干果或称果干。果品类食物有寒温之别。水果多质柔而润，富含液汁，多具有补虚、养阴、生津、除烦、消食开胃、醒酒、润肠通便等功能，适用于病后体虚、津伤烦渴、食欲不振、肠燥便秘等症。果品类含有丰富的碳水化合物、维生素、无机盐、有机酸等人体必需的营养物质，而蛋白质和脂类的含量却很低，经常适量食用可增强人的体力和耐力，也能防治便秘、动脉硬化、冠心病等多种疾病。由于果品类食物中含有的果胶具有吸收细菌毒素的功能，可增强人体的抗病能力，同时又能预防癌症的发生。

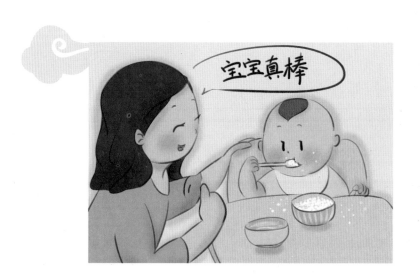

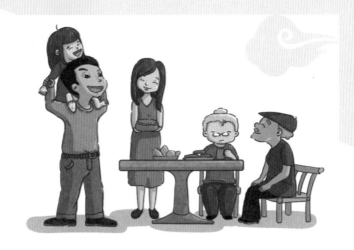

五、肉食类

肉食类是指可供食用的动物的肉、脏器，可分为禽、畜两类。

凡人工饲养或野生鸟类食物，称为禽肉类，常作为菜肴的有鸡、鸭、鹅、雀、鸽、鹌鹑等。出于对野生动物的保护，现代一般只食用鸡、鸭、鹅、鸽、鹌鹑等人工饲养的禽肉。

禽肉肉质营养丰富，所含蛋白质多，脂肪少，胆固醇低，结缔组织少，维生素多，食后比畜肉更易消化吸收，可做成美味的菜肴，亦可做成粥食。病后、产后以及老幼皆宜。肥胖症、糖尿病、冠心病患者，亦可食用。禽肉类食品以甘平性味较多，其次为甘温。甘平益气，甘温助阳，甘淡渗湿通利。因此鸡、鸭、鹅、鸽、鹌鹑等人工饲养的禽肉类，都是常用的中医药膳原料。

凡大部分人工饲养的牲畜动物及野生兽类动物的肉及脏器，均属于畜肉类食物。在我国，大多数人以食猪肉为主，有一些少数民族地区则以牛肉或羊肉为主，兼食狗、马、驴、鹿肉等。为保护野生动物，现代一般只食用人工饲养牲畜动物的肉及脏器。

畜肉性味以甘、咸、温为多。甘能补，助阳益气；咸入血分、阴分，可益阴血；温以祛寒。因此，畜肉营养价值较高，阴阳气血俱补，适用于先天、后天不足或诸虚百损之人。常用于中医药膳的畜肉有猪肉、猪肝、猪肾、猪蹄、猪肚、猪血、牛肉、牛鞭、羊肉、羊肾、狗肉、兔肉、鹿肉、鹿鞭、驴肉等。

畜肉类食品含优质蛋白质、丰富脂类物质、糖类、无机盐、维生素 B 族，且其化学成分与人体组织的化学组成相近，特别是必需氨基酸的种类与比例接近人体，易于消化吸收，又加之味道鲜美，故是人类生存不可缺少的物质。但不宜过食，过食某些肉类易引起高脂血症、糖尿病。脾虚、脾湿之人慎食。

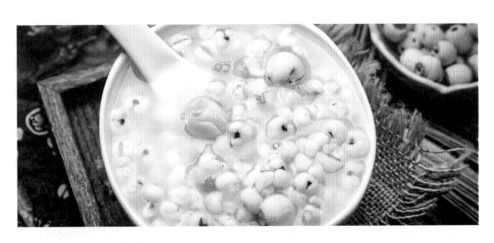

六、奶蛋类

奶蛋类是奶类食品和蛋类食品的总称。此类食品营养丰富，含有最优良的蛋白质，易消化吸收，尤其对婴幼儿生长有重要作用。常用的奶有牛奶、羊奶。牛奶性味甘、平，为平补之品；羊奶性味甘温，为温补之品，更适合虚寒体质之人。常用的蛋类食品有鸡蛋、鸭蛋、鹅蛋、鹌鹑蛋、鸽蛋。鸡蛋性味甘平，偏于滋阴润燥，养血安胎；鸭蛋性味甘凉，偏于清肺止咳，滋阴平肝；鹅蛋甘温，偏于补中益气；鸽蛋甘、咸、平，偏于益气补肾。蛋类食品除含丰富的蛋白质外，还含有钙、磷、铁及维生素等多种物质，特别是所含脂肪存在于蛋黄之中，呈液态，易消化吸收，是人们日常生活的必需食品。

七、水产类

水产类食物分为动物和植物，包括淡水鱼、海水鱼类和贝壳、蛙等动物，及紫菜、海带等植物。

鱼类药用有悠久的历史，一般认为，淡水鱼中的

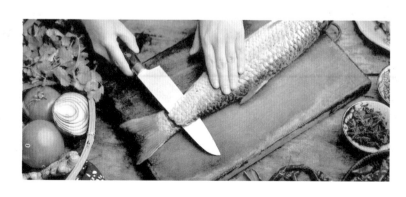

有鳞鱼和鳝鱼性平或略偏温，适于体质偏寒之人服食，疮疖、麻疹及热病后者不宜多食；无鳞鱼类性平偏凉，适于体质偏热者食用。海产类普遍含碘较多，故对于缺碘性疾病有很好的治疗作用。海带、紫菜有软坚散结的作用，可用于瘿瘤、瘰疬。结核病人在服用异烟肼期间，亦应慎食。因鱼肉中含有嘌呤类物质，故痛风患者不宜食用。若食鱼虾中毒，可煎服生姜紫苏解之。

这类食物亦是人类营养物质的主要来源，其中大部分水产类食物肌肉纤维细松，味道鲜美，容易消化，又含丰富的维生素、无机盐、人体必需的氨基酸和不饱和脂肪酸等，食用后无增加胆固醇之忧，属人们喜爱的食物。

八、调味品及其他佐料

调味品是指能增加菜肴的色、香、味，促进食欲，有益于人体健康的辅助食品。它的主要功能是增进菜品质量，满足消费者的感官需要，从而是刺激食欲，增进人体健康。从广义上讲，调味品包括咸味剂、酸味剂、甜味剂、鲜味剂和辛香剂等。像食盐、酱油、醋、味精、糖、八角、茴香、花椒、芥末等都属此类。

佐料是烹调食物用的配料，佐料的作用是丰富食物的色、香、味，用不同的佐料调制出不同风格味道的食品。佐料包括姜、葱、蒜、香菜、薄荷、各种酱料等，不同的地方还用到一些植物根、茎、叶、花、果做佐料，形成有地方特色的菜肴。

药膳制作的特点与要求

一、药膳制作的特点

1.辨证选料

一般膳食的功能是提供能量与营养，需保持一定的质与量，同时为适应"胃口"的不同而需要不断改变膳食原料与烹调方法。药膳则是根据不同病证、不同体质状态，针对性地选取原料，如附片、狗肉、鹿鞭等具有温肾壮阳的功能，针对体质偏于阳虚，具有畏寒怕冷，腰膝冷痛或酸软，甚或阳痿早泄等情况选用。尽管这些食品也营养丰富，但并不适宜于所有人群。因此，药膳原料的选用与组合，所强调的是科学配伍，在中医药理论指导下辨证选料与配方。如体弱多病的调理，须视用膳者体质所属而选用或补气血，或调阴阳，或理脏腑的药膳；年老体弱的调理，需根据不同状态，选用或调补脾胃，或滋养阴血的药膳，以达到强壮体魄，延缓衰老的目的。

2.烹调讲究科学

药膳的烹调制作，必须讲究科学。应将食物与药物有机配合，尤其是药物方面，要根据其性能特性，做好前期加工处理，然后适时有序地融合或添加到药膳中，与食物一同烹制出形、色、香、味、效俱佳的药膳。特别是中药在参与烹饪过程中，要兼顾药膳原料的种类、性质等，严格掌握火候最大限度地溶解出

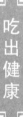

有效成分以增加其功效。此外，要避免药物有效成分的丧失。

3. 合理调味

药膳调味的目的是使药膳尽可能做到美味可口。药膳制作的口味，通常主张清淡为佳，以鲜、香、甜、咸为主，不宜味浓香烈，辛辣、甜、咸过度。烹饪时添加调料和调味品，用量要适当，注重保持原料本身的鲜美味道。合理调味也需根据中医药的基本理论，进行辨证选料，方能取得更好的药膳效果。以病情和体质的需要为根据，合理调味也是药膳制作的一大特点。

二、药膳制作的要求

1. 药性与食性的密切结合

药性与食性的密切结合是制作药膳首先就应做到的。选择药性与食性相一致的原料来配制膳品以协同增效，同时要注意配伍禁忌，避免药、食性能不一致，甚至相克、相反，而导致不良反应，失去药膳的功效。

2. 中医药知识与烹调技术的有机结合

药膳用于防病治病、养生强体，既要借助传统的烹调技术来做药膳，又必须用中医药知识来指导配膳。若想达到药膳的最佳效果，唯有将中医药知识与烹调技术有机结合，相辅相成。药膳制作时，既要遵循中医药的知识，掌握药物与食物的特性，辨证选料，因病因体制宜配制药膳；同时又要从传统的烹调技术与方法中，选择适宜用膳者的药膳品种和烹调方法进行。这样有机地结合，才能使药膳更具形、色、香、味、效的良好效果。

3. 注重药效与讲究形、色、香、味的相互结合

药膳与一般膳食的最大区别在于药效。因此，药膳制作，必须注重药效，围绕"药效"来制作具有形、色、香、味的膳品。特别是在制作菜肴类药膳时，更要做好药效与膳品形、色、香、味的相互结合。

在"形"的方面，药物与食物切制的形状既可规格一致，也可故作异形反差，以利于造型的美观。但药物的制形，必须根据药物的性质和质地，合理切制，以利于最大限度地烹制出其有效成分。药物与食物的制形，有干品与鲜品之分，而且药膳的剂型不同，制作造型随之灵活变化，总以造型美观悦目为佳。

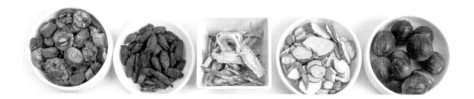

另外，有些食物和药物，以及添加的生粉调料等，含黏液物质较多，应注意火候和制作时间，防止膳品黏糊，影响形色美观。

在"色"的方面，药物与食物均有不同的颜色，配制药膳时，应在辨证选料的基础上，兼顾颜色的合理搭配，做到秀色可餐。同时，应防止火候过度和调味品的颜色过重（如酱油等），影响膳品的颜色。另外，制作药膳，不宜添加色素着色，尽量保持膳品的原色原味。

在"香"的方面，制作药膳的鲜品药物与食物，本身多具有可口怡人的香气，因此，烹制时要尽量保留这种原有的香气，不宜大火久烹，否则容易使香味耗散、失去鲜味、不脆了。尤其是在选用芳香类中药和配料制膳时，大多宜后下，并注意加盖防止泄气走香。制作这类药膳，不仅要保留食物原有的香气，也要具备一定的药香，双香扑鼻，更加诱人，增进食欲。

在 "味"的方面，药膳的调味也非常重要。食物与药物都各有其味，人们的膳食口味，也各有所偏。通常来讲，药膳之味，以甜、咸味居多，

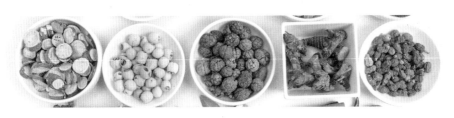

适当用苦、辣味，可视病情、体质和口味习惯等合理调制。如补益类的药膳，大多甘甜可口；药粥类的药膳，甜咸皆宜，可依用膳者习惯口味而定；清热类药膳则多清凉淡苦，爽口宜人。制膳时应根据膳品的需要，用烹饪方法去除和减轻过重的药味或食物异味，如选用和添加必要的调料和调味品。另外，膳品还要做到保鲜保味，应遵循食品卫生法，不宜添加防腐剂。

药膳原料前期加工

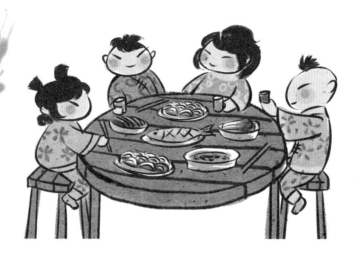

药膳原料主要分两大部分，即中药与食物。因此，在药膳制作之前，首先要对中药与食物分别进行前期加工处理。

一、食物原料的前期加工

药膳中所用的食物原料，也有鲜品和干品之分。鲜品多作菜肴类药膳，干品则适用于各种类型的药膳使用。

1.食物鲜品原料

食物鲜品原料主要按选料、洗净、去杂、

漂制、焯制、切制等程序，做好制膳前的加工处理。

（1）选料

食物鲜品，因多作为菜肴药膳使用，故应选用新鲜质佳、形色优美的原料，以保证药膳制作的形色效果。

（2）洗净

植物类食物鲜品：如蔬菜、瓜果等，多带有泥沙等不洁之物，应先剔除杂草、黄叶、老茎及须根等，再洗净泥沙，去除虫卵。动物类鲜品食物，多在去除毛杂后，洗净血水污物，才能进行进一步的切制和烹饪制作。

（3）去杂

动物类的鲜活食物，先应宰杀，热水烫除皮毛，开膛去除内脏杂物。种子、瓜果类食物，则应敲碎去除硬壳。一些蔬菜、瓜果、根茎类的食物表皮粗厚，应先除去粗皮，如莴苣、冬瓜都应削去厚皮。有些动物类的食物也应去除表皮杂物，如活虾剪除头足等。

（4）漂制

对于具有血腥、苦涩等气味的食物，可用水漂的方法去除异味。漂制时间较长，且需勤换清水。如牛鞭漂去腥臭，鲜竹笋漂去苦涩味，干明笋漂去碱臭味，鲜紫河车漂除血腥气味等。

（5）焯制

对含有血水的动物肉类鲜品食物，在制膳尤其是制作汤羹类药膳之前常用此法，将动物肉放入沸水中焯数分钟，去掉血水泡沫，使肉嫩、汤清、味鲜。

（6）切制

鲜品食物，切制比较讲究刀法和形状。就刀法而言，有横切、斜切，具体应视食物而定，尤其是动物肉类，一般按肌纤维的走向横切为佳，这样易于熟烂，脆嫩爽口。就形状来说，一般的切制规格有片、块、丁、段、丝等，要求既要整齐划一，清爽利落，还要适应烹调，即切制的大小、厚薄、方圆均匀一致，方便制作，形色美观。另外，肉类食物在有些药膳中需切制如糜如泥，以制作肉饼、肉丸等类型药膳或填充于其他食物空腔之内。

2. 食物干品原料

食物干品原料简称干料、干货，因质地干硬，故一般在制膳前应做浸泡等加工准备工作。具体按净选、胀发、切制、碾碎等程序进行。

（1）净选

食物干品原料，应先挑选形色较佳的原料，剔除变色形坏之品，以利制膳的美观。同时，用清水洗净

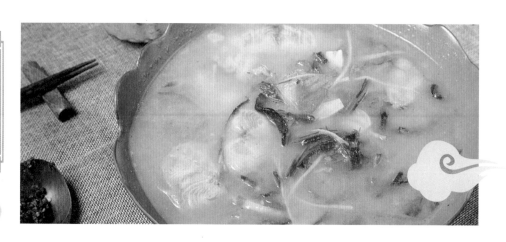

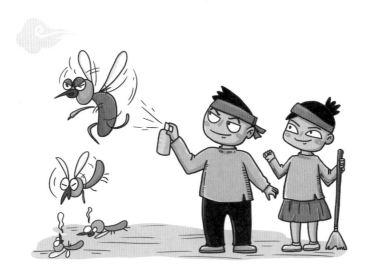

食物表面的灰尘杂物，晾干备用。

（2）胀发

胀发是干品食物最常使用的基本加工方法。根据食物硬度的不同，胀发的时间也不同。一般而言，植物类的干品食物，浸软发胀即可，如香菇、黄花、海参、海带等；有些质地坚硬、含纤维较多的根茎果实类植物食品，胀发时间较久，如笋干、豆类等。动物类的干品食物，也需胀发较长时间，如鱼干、燕窝、牛筋等。胀发时间应当适度，既要泡软便于切制，又要避免胀发过久，耗失食物营养成分或使其溶烂变形，不便制膳。

（3）切制

干品食物的切制方法及要求，基本与鲜品食物相似。因胀发后，食物较为松脆，切制时更应该注意食物美观，不宜太小，以防烹制菜肴时破碎、断裂，有损美观。干品肉类一般不宜用作切泥制饼。

（4）碾碎

干品食物用于制作糕点、羹、粥等类药膳时，有时需做碾碎处理。碾碎前对食物应先干燥，以易于碾碎。碾碎的程度（粗粉与细粉）应视食物种类和制膳剂型而定。如制面点多宜细粉，制作羹、粥可碎成颗粒状的粗粉。

二、药原料的前期加工

中药原料的前期加工一般被称为中药炮制。药膳的中药原料：鲜品和干品。用作菜肴多取中药鲜品，其他药膳类型用中药干品居多。

1.中药鲜品原料

一般应按选料、洗净、去壳、去核、刮皮、切制等程序，做好前期加工处理。

（1）选料

中药鲜品，多用作菜肴制膳，应选大小均匀、新鲜质佳、形态美观、色泽华润的原料，以使药膳保持形色俱佳、味道鲜美的特点。

（2）洗净

中药鲜品，多带有泥沙等不干净的东西，应先洗净泥沙杂物，并去除老叶硬茎，以便于进一步的加工制作，如鲜鱼腥草洗净并去除老叶硬茎等。后续加工（如去壳、刮皮等）之后，还要再次洗净，使中药保持新鲜洁净，以利于切制和烹饪。

（3）去壳去核

对于带壳或带核的鲜品中药原料，首先要除去硬壳，这样制膳时易于熟烂出味，方便服食。如鲜白果应先去硬壳，鲜莲子应去心，核桃去壳取肉，红枣去核取肉等。

（4）刮皮

有些鲜品中药原料表皮粗厚，或有斑点杂色，或带有绒毛、须根，都应先做刮皮处理，使药品更为洁净美观、肉质脆嫩爽口，如鳖应先泡去壳上衣膜，鹿茸烧刮去皮上绒毛等。

（5）切制

鲜品中药，要根据制膳的需要，切制成不同的形状。其大小、厚薄、方圆等都应统一，力求美观。既要易于熬烂出味，又要使药膳形色俱佳。

2. 中药干品原料

中药干品入膳的制作，目前大多选用已经炮制好的中药饮片或成品。一般都不需临时进行加工，少数确需临时加工的中药原料。下面就制膳前中药饮片的主要加工处理方法，介绍如下：

（1）净选

对购买来的中药饮片干品，应先进行净

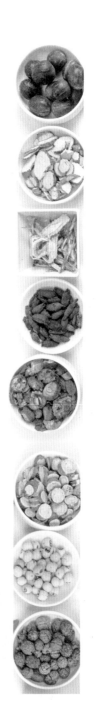

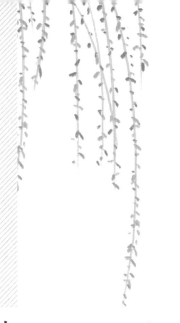

选。选择形色较佳、大小均匀的饮片，用清水洗净表面灰尘杂物，去除有斑点或变色的部分，晾干（必要时晒干或烤干），以备制膳之用。

（2）浸泡

制作菜肴时，对质地坚硬的中药饮片，可先用水浸泡，使其软化，便于烹饪制作。浸泡的时间，应视饮片情况而定，一般以浸泡过中心，整体变软为度，便于改刀切制。如制首乌饮片过厚成块状，浸泡变软后可改刀切制成片或小块，形状更为美观，且易于和菜肴制成药膳。但不宜浸泡过久，以免耗失其有效成分。

（3）改刀切制

对块状体大或体长的中药饮片，在浸泡的基础上可改刀切制成片状，或小方块、小长条状，使菜肴的形色更为美观，且易烹饪出味。如肉桂、党参等，若片大体长，可改切成小方块、短条状入膳制作。

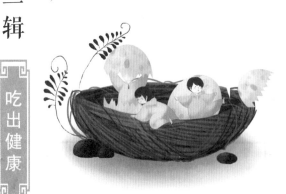

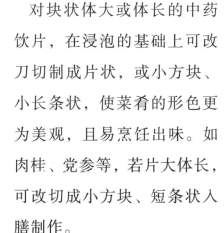

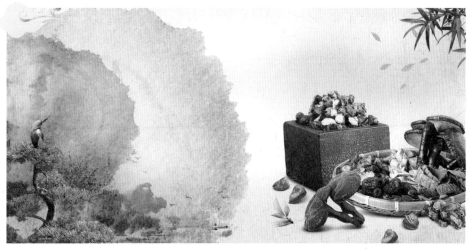

（4）碾碎

有些中药饮片，按药膳类型的需要，应作碾碎的加工处理，碾碎的程度也应视药膳类型而定。有些可碾作粗粉，如用田七做酒剂的药膳，以粗粉浸酒为宜。又如酸枣仁粥，应将酸枣仁碾碎外壳入煮，以便煮出其有效成分。有些可碾作细粉，如胡椒作为配料入汤、菜制作时，可碾作细粉入膳。制作糕剂药膳，更应将中药饮片干燥后，碾制成细粉，再与食物和合制成糕。

（5）煎汁

有些药膳的制作，不直接加入干品中药饮片，而需先行煎煮中药，去渣取汁备用。制膳时再加入药汁同煮，羹、粥、饮料类的药膳应用较多。如桂浆粥，先将肉桂煎汁去渣，粥沸后再加肉桂汁同煮至熟。

药膳常用制作方法

除干鲜果品和少数蔬菜可以直接食用外，药膳一般需制成不同的食品类型。这就要求药膳师除了要掌握娴熟的烹饪技术和方法，还要通晓药食性能特性，因材制膳，才能烹饪制作出色、香、味、形、效俱全的特色药膳。结合药膳常用类型，下面介绍几种药膳常用的制作方法。

一、菜肴类药膳的制作方法

菜肴类药膳，一般分为热菜类和凉菜类。

1. 热菜类药膳的制作方法

热菜类药膳，是最常用的菜肴药膳，各地餐馆、家庭民厨均较广泛应用。热菜制作的烹饪方法甚多，下面扼要介绍八种常用的制作方法：

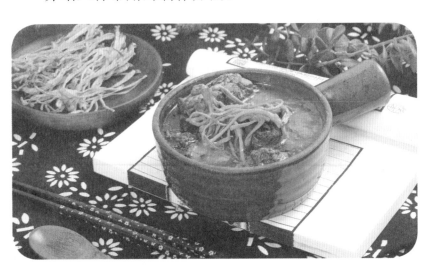

中医药科普读本 第一辑

吃出健康

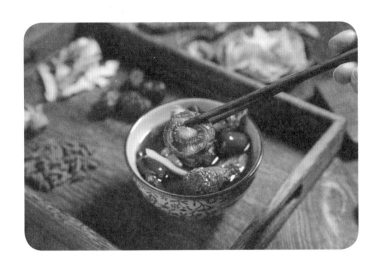

（1）炖

将已经进行前期加工处理的食物与药物放入砂锅内，加入适量清水，置武火煮沸，除去汤面浮沫，加调料，再改用文火熬煮至熟烂，一般需炖1～3小时。炖法主要用于烹制动物类肉食，制作成滋补类药膳。特点是质地软烂，原汁原味。

（2）煮

将前期加工处理的食物与药物同置较多量清水或汤汁中，加各种调料，先用武火烧开，再用文火煮至熟。煮法需时比炖法要短，也较简便。适用于体小质软的各类食物烹制药膳，特点是味道清鲜，色泽美观，如芡实煮老鸭等。

（3）烧

俗称"红烧"。首先对食物原料进行煸炒、煎、炸，调味，着色。然后加入清水或汤汁，武火烧滚，再改至文火烧焖至食物熟烂，汤汁浓稠即可。烧制时应适量加入汤、水，避免烧干或汤汁过多。其特点是汤汁浓稠，软嫩可口，如陈皮兔肉等。

（4）蒸

利用水蒸气加热烹制。先将药食原料放入容器中，加适量清水或汤汁、调味品，放入蒸笼内蒸熟或熟烂。一般不易蒸烂的药膳宜用大火，具有一定形状要求的则宜用中火慢蒸。其特点是笼内温度高，原料水分不易蒸发，药膳可保持形状的完整，造型的整齐美观。

（5）熬

把前期加工处理的食物与药物置于锅中，注入清水，先武火煮沸、调味，再文火慢熬，将食物熬至烂熟，膳汁浓稠。熬制时间比炖更久，主要适用于含胶质多和不易熟烂的原料。特点是汁稠味浓，色深可口，如驻颜神妙方等。

（6）炒

将油锅烧热，切制好的药膳原料（先主料，后辅料，依序下料）入锅，用急火快速翻炒至熟，或断生。特点是烹制时间短，汤汁少，成菜迅速，或脆生，或滑嫩，鲜香入味。炒法是制作菜肴药膳最常用的方法。

（7）卤

将经过初加工后的药食放入卤汁中，用中火

逐步加热烹制，使其卤汁渗透其中，直至熟烂。膳品味厚气香，如玉竹卤猪心等。卤汁的配制方法：八角、花椒、红糖、酱油、植物油、葱、姜、盐各适量。先将植物油烧沸，加入葱、姜、红糖等，再加清水适量烧沸，最后加八角、花椒，用中火熬出香气，汁稍稠即可。一般白卤汁不加酱油，红糖改用白糖。卤汁可重复使用，但应保持清洁，防止变质。

（8）焖

先将食物和药物用油炝加工后，改用文火添汁焖至酥烂的烹制方法。焖的具体操作方法：先将原料冲洗干净，切成小块，热锅中倒入油烧至油温适度，下入食物油炝之后，再加入药物、调料、汤汁；盖紧锅盖，用文火焖熟。特点是酥烂、汁浓、味厚。如砂仁焖猪肚、参芪鸭条等的制作方法。

2.凉菜类药膳制作方法

凉菜类药膳，是将药膳原料经制熟处理，或生用原料，经加工调制后冷食的药膳菜肴。有拌、炝、腌、冻制作方法。

（1）拌

将药膳原料的生料或已凉后的熟料加工切制成一定形状，再加入调味品拌和制成。拌法简便灵活，用料广泛，易调口味。特点是清凉爽口，理气开胃。有生拌、熟拌、温拌、凉拌之分。

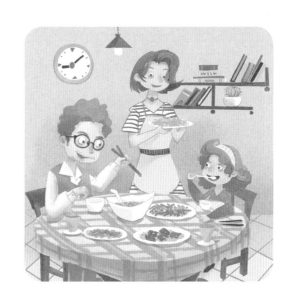

（2）炝

按所需形状对原料进行切制，加热处理，而后加调味品拌渍，或再加热花椒炝成药膳。特点是口味或清淡，或鲜咸麻香。炝法有普通炝与滑炝之分。

（3）腌

将原料浸入调味卤汁中，或加调味品拌匀，腌制一定时间以排除原料内部的水分，使原料入味。特点是清脆鲜嫩，浓郁不腻。有盐腌、酒腌、糟腌不同制法。

（4）冻

将含胶质较多的原料加热煮至熟烂后加入调味品再煮，离火，至其冷凝后食用。所用原料必须含胶汁较多，否则难以成冻。特点是晶莹剔透，清香爽口。

二、药粥的制作方法

药粥是米谷类食物与药物共同熬煮而成。药粥制法简便，服用方便易于消化，被古人推崇为益寿防病热处理药膳食。其常用的制作方法有以下两种：

1. 米谷与药食同煮

适当选配中药和食物，同煮成粥。一般多用鲜品药物和食物，或一些易于煮烂、多具补益作用的干品药物和食物，经洗净等加工处理后，与米谷一同置锅内，加水适量，用中、小火煮制成粥，可视口味习惯，酌情添加糖或盐以调味，以粥代餐。这种方法应用最为普遍，如莲子粥等。

2. 先煮粥后下药食同煮

先将米谷淘净，置锅内加水煮粥，待米谷熟烂将成粥时，再加入经过前期加工处理的药物或食物同煮，

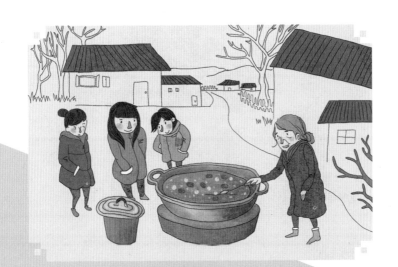

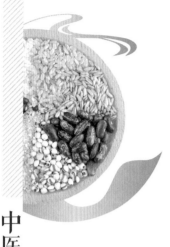

至其熟烂，粥稠即成。后加的药物多为药粉、药汁，须做前期加工制作；后加的食物多为松软易烂的食物。有时也可将米谷与食物同煮，后下药物；或者米谷与药物（也可用布包扎紧）同煮，后下食物，都应视食物或药物的质地情况而定。这种方法，多在医生指导下应用，如甘松粥等。

三、药酒的制作方法

药酒的制作，历史悠久，制作方便，早为民间广泛应用。酒有"通血脉，行药力，温肠胃，御风寒"作用，酒与药合，可起到促进药力的作用。民间多用浸泡法制作，即用白酒、黄酒为基料，根据需要，选择适当的药物和食物，配制浸泡而成。药物方面多选干品中药饮片，食物方面以蛇类等动物食品居多。浸泡前应先将药物与食物进行洗净、碾碎、切制等前期加工处理，晾干生水，再直接加入盛酒容器中浸泡 1 个月左右，即可取酒佐餐服食。浸泡时，容器口应予密封，防止酒的挥发和走气变质。大量生产时多采用渗滤法。浸泡法如人参枸杞酒等，渗滤法如五加皮酒。

四、药茶的制作方法

药茶的制作是指含有茶叶或不含茶叶的药物经粉碎、混合而成的粗末制品（有些药物粉末不经粉碎亦可），用开水沏后或加水煎煮后即可像日常饮茶一样频频饮之。药茶一般不用峻猛或过苦的药材，也可用瓜果、蔬菜、五谷、调料等食材配制。如治疗风寒感冒的姜糖茶，即由生姜、红糖组成。特点是清香醒神，生津止渴，养阴润燥。

五、药膳糕点的制作方法

将面粉、米粉或其他粉料与油、糖、蛋、水等调和成适合加工各种糕点的面团或面糊。将药物煎水，虑去药渣，取澄清液代替清水调制面团，或将药物打成细粉，

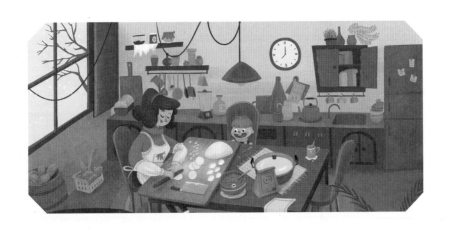

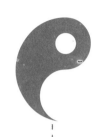

以一定比例调配于米面粉中。如有需要，可在糕点成品上进行糖膏和油膏的装饰。待冷却后，进行包装和贮藏，如茯苓夹饼（京式糕点）、怀山鲜奶饼（广式糕点）、八珍糕（苏式糕点）、马蹄糕（广式糕点）等。

六、保健饮料的制作方法

以药物、水、糖为原料，用浸泡、煎煮、蒸馏等方法提取药液，再经沉淀、过滤、澄清后，加入冰糖或蜂蜜等兑制而成。特点是生津养阴，润燥止渴，如石膏乌梅饮等。

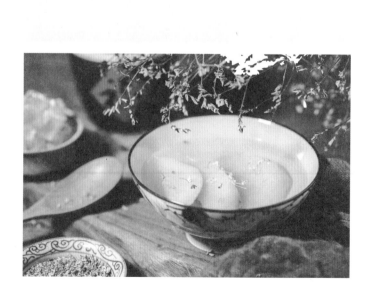

「膳」治百病

"SHAN" ZHI
BAI BING

清热药膳

这类药膳适应于各种里热证。里热证的本质是"阳热内盛"与"阴虚内热"，外感六淫可变为里热证，五志过极、实邪郁滞亦可化火，这均为里实热证，即《素问·阴阳应象大论》所说的"阳盛则热"；而劳损淫欲，久病不愈，阴精亏耗，阴不制阳，虚火即可内生，这又属虚热证，即《素问·调经论》所说的"阴虚则内热"。

本类药膳的应用原则，一般应在表证已解，热已入里，或里热虽盛而尚未结实的情况下使用。如邪热在表，应当解表；里热已经结实，则宜攻下；表邪未解，里热已成，又宜表里双解。总之，应用本类药膳应辨证准确，方能奏效，否则，不但无效，还可能变生他疾。根据清热药膳药性和主治证的不同，清热药膳可分为清热祛暑药膳、清热解毒药膳、清脏腑热药膳、清退虚热药膳四类。

使用本类药膳应注意阴盛格阳、真寒假热之证，尤须明辨，不可妄投。并应注意中病即止，以防克伐太过，损伤正气。

中医药科普读本 第一辑

吃出健康

一、清热祛暑药膳

　　暑为夏季的主气，乃火热所化，古人指出："暑本夏月之热病。"暑病以身热烦渴，汗出体倦为主症，并常挟有气津两伤，或挟湿、挟表寒的临床表现。治宜清热祛暑，兼以益气生津、利湿、解表。清热祛暑药膳是具有祛除暑邪作用，治疗盛夏感暑所致的暑病的药膳。

　　清热祛暑药膳多由清热祛暑、祛暑益气、祛暑利湿、祛暑解表之品组成，药食常选西瓜翠衣、竹叶、荷叶、藿香、苦瓜、梨等，药膳方如荷叶冬瓜粥、竹叶粥、七鲜汤等。

1. 二根西瓜盅（《中医食疗学·养生食疗菜谱》）

　　【原料】西瓜 1 只（2500 g），芦根 50 g，白茅根50 g，雪梨 50 g，糖荸荠 50 g，鲜荔枝 50 g，山楂糕条50 g，糖莲子 50 g，罐头银耳 100 g，石斛 25 g，竹茹 25 g，白糖 400 g。

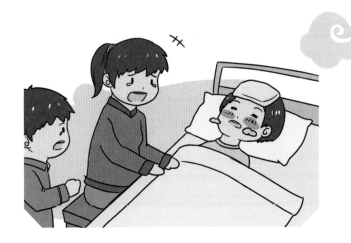

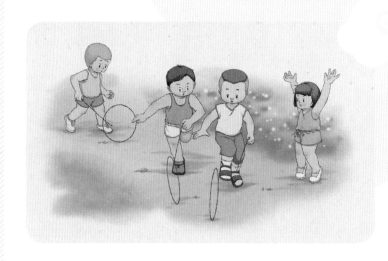

【制作】芦根、白茅根、石斛、竹茹洗净，加水煎取药汁 250 mL。西瓜洗净，在其纵向 1 / 6 处横切作盖，将盅口上下刻成锯齿形，挖出瓜瓤。雪梨切成小片，荸荠与山楂糕条切成拇指盖大小的丁块，荔枝去核切成小块，莲子对剖成瓣。铝锅或不锈钢锅洗净，倒入药汁，加入白糖，用小火化开，下雪梨片、荸荠丁、荔枝、莲子煮开，再加入山楂丁即可起锅。瓜瓤去籽，与果料药汁汤羹、银耳一并装入西瓜盅内，加盖放冰箱冷藏 1 ~ 2 小时后上桌。

【用法】佐餐食用。

【功效】清热解暑，生津止渴，开胃和中。

【主治】适用于暑热病高热烦渴，咳嗽咽干，气逆呕哕等证。

【方解】本方所主之证乃暑热邪气引起肺、胃、心经热甚所致，治宜解暑热，清肺胃，降心火。

【使用注意】脾胃虚寒、素体阳虚寒湿偏盛者禁用。

【附方】西瓜汁（《本草汇言》）

西瓜 1～2 个，取瓤去子，用洁净纱布绞取汁液，随即饮用。此上功用均同本方，但功力较弱。

2. 竹叶粥（《太平圣惠方》）

【组成】石膏 90 g，砂糖 50 g，竹叶 50 片，粳米 100 g。

【制作】用清水洗净竹叶后，切成约 3.5 cm 长的节段，粳米淘洗干净备用。将石膏放在砂锅内加水约 2000 mL，武火至沸，文火保持微沸 30 分钟，再下竹叶同煎 30 分钟后，滤汁，静置、放冷、澄清后再滤汁，备用。将粳米倒入砂锅内，加入上述药汁，用文火徐徐煮粥至烂熟，加入白砂糖搅匀。

【用法】每日分 2～3 次食用，病愈即止。

【功效】清热祛暑，除烦止渴。

【主治】夏日伤暑所致的身热口渴，头目不清，昏眩微胀，心烦尿赤，小便不利，或呕吐泄泻等。

【方解】本方所治之证，为夏感暑邪，暑热入里所致。治宜清热祛暑，除烦止渴。

【临床应用】用于高热、中暑等。

【使用注意】脾胃虚寒或阴虚发热者不宜用。制备时石膏应打碎先煎，竹叶应后下。

二、清热解毒药膳

火邪热毒主要症状为烦躁，吐衄发斑，或头面红肿，或口糜咽痛等；或为外科之痈疽疔疮等。治宜清热泻火解毒。清热解毒药膳具有清解火邪热毒作用，治疗瘟疫、温毒或疮疡疔毒等热深毒甚之证。

清热解毒药膳多由清热泻火、清热解毒之品组成，药食常选绿豆、银花、连翘等，药膳方如绿豆粥、银翘甘草露、银花青叶饮等。

1. 银翘二根饮（《江西草药》）

【原料】银花 10 g，连翘 10 g，板蓝根 10 g，芦根 108 g，甘草 10 g。

【制法】水煎代茶饮。

【用法】1 日 1 剂。连服 3～5 天。

【功效】清热解毒。

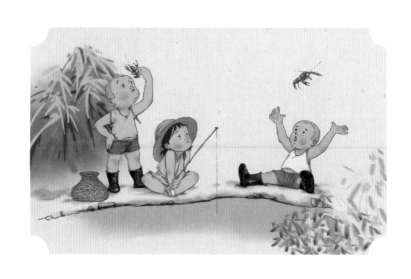

中医药科普读本 第一辑

吃出健康

【主治】适用于流行性感冒、流行性乙型脑炎、流行性脑膜炎等病证的预防。

【方解】本方所主之病证皆由热毒引起，治宜清热解毒。

【使用注意】本方性质寒凉，非实热之证禁止使用。

2. 橄榄萝卜饮（《中国药膳学》）

【组成】鲜橄榄7枚，鲜萝卜250 g，冰糖适量。

【制作】取鲜橄榄洗净，备用；鲜萝卜洗净，切成1 cm长、0.2 cm宽、0.2 cm厚的块，备用；将鲜橄榄、鲜萝卜块一同投入砂锅，加水适量，煎熬至烂熟，兑入冰糖即可。

【用法】当茶频饮，每日1剂，3～5日为1疗程。

【功效】清热解毒，利咽生津。

【主治】热毒壅盛所致的咽喉肿痛等症。

【方解】本方所治之证，为热毒壅盛，气道不利所致。

【临床应用】用于咽喉炎、扁桃体炎等属于热毒壅盛者。

【使用注意】方中鲜橄榄和鲜萝卜均不可过煎，否则会影响疗效。

三、清脏腑热药膳

脏腑之热为热入营血，血热妄行所致，证见高热心烦、吐衄发斑、口渴引饮，热病伤阴的潮热、虚烦、口渴等。治宜清营凉血，养阴生津。清脏腑热药膳具有清泻脏腑火热作用，治疗热邪偏盛于某一脏腑而产生的火热证。其临床表现根据热邪偏盛某一脏腑而有所不同，故治法也因热在不同脏腑而有所区别。

清脏腑热药膳多由清泻肺胃火热、清心利尿、清热止痢之品组成，药食常选石膏、竹叶、马齿苋、苦瓜、金银花等。药膳方如生石膏粥、鲜马齿苋粥、灯心竹叶饮等。

1. 平肝清热茶（《慈禧光绪医方选议》）

【原料】龙胆草 1.8 g，醋柴胡 1.8 g，甘菊花 3 g，生地黄 3 g，川芎 1.8 g。

【制法】上药共为粗末，加水煎汁，或以沸水冲泡，代茶饮用。

【用法】1 日 1~2 剂。

【功效】平肝清热。

【应用】适用于目赤肿痛、眵多黏结，或耳痛耳胀，甚至脓耳等证。

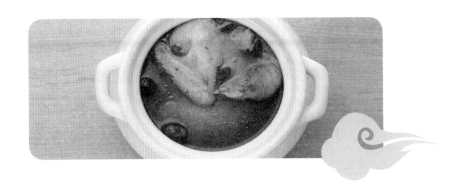

【方解】本方所主之证由肝胆火盛引起，治宜清泄肝胆实火。

【附方】

（1）青葙子炖鸡肝（《泉州本草》）

青葙子 15 g，鸡肝 1 ~ 2 具。青葙子捣碎、纱布包裹，加水，与鸡肝共炖 30 分钟，酌加调味品即成。饮汤，食肝。

（2）决明子饮（《江西草药》）

决明子 15 g，略微炒黄，捣碎，加水煎煮 15 分钟，代茶饮用。

（3）菊花粥（《慈山粥谱》）

菊花 10 g，粳米 50 g，冰糖少许。先用水煎粳米至米开粥未稠时，加入事先制成的菊花粗末，再用小火稍煮，加入冰糖化开即可。温食，1 日 1 次。

2. 生石膏粥（《太平圣惠方》）

【组成】生石膏、粳米各 60 g。

【制作】将生石膏捣碎，置砂锅内，加水煎

15 分钟，滤去渣，备用；将粳米淘净，放入盛有生石膏汁的砂锅内，武火至沸，文火熬煮至粳米熟烂，即成。

【用法】日服 2 次，2 ~ 3 日为 1 疗程。

【功效】清热泻火，除烦止渴。

【主治】热邪内盛所致的头痛，高热不退，汗出，牙龈肿痛，口渴多饮等症。

【方解】本方所治之证，为肺、胃火热亢盛所致。

【临床应用】用于感染性疾病，如大叶性肺炎、流行性乙型脑炎、流行性出血热、牙龈炎等属于肺胃火盛者。

【使用注意】石膏应打碎先煎；不宜久服。

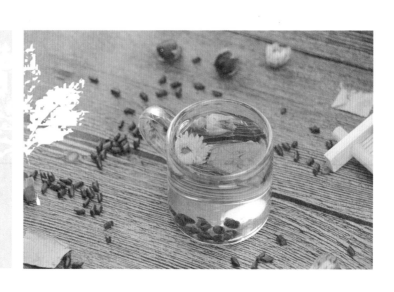

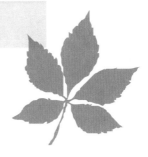

四、清退虚热药膳

有虚热者表现为夜热早凉，热退无汗，骨蒸潮热，手足心热或久热不退，舌红少苔等症。治宜养阴清热。清退虚热药膳是具有清虚热、退骨蒸作用，治疗热病后期，邪热未尽，阴液已伤，热留阴分，或肝肾阴虚所致的虚热证的药膳。

清退虚热药膳多由滋阴透热之品组成，药食常选青蒿、鳖甲、地骨皮、生地黄、知母、甲鱼等，药膳方如青蒿鳖甲粥、银连知母粥、地骨皮饮、双母蒸甲鱼等。

1. 白薇饮（《常用中草药》）

【原料】白薇 10 g，萹草花果 10 g（或萹草 10 g），地骨皮 12 g。

【制法】水煎取汁。

【用法】代茶频饮。

【功效】杀痨虫，清虚热。

【主治】适用于肺痨潮热盗汗，咳嗽或咯血等证。

【方解】本方所主之证为感染痨虫，内损阴精而成，治宜抑杀虫，养阴清热。

2. 银连知母粥（《证治准绳》）

【组成】银柴胡 5 g，胡黄连、秦艽、鳖甲（醋炙）、地骨皮、青蒿、知母各 3 g，甘草 2 g，粳米 200 g。

【制作】将银柴胡等八味药物置于砂锅内，水煎，武火至沸，文火保持微沸 30 分钟，滤出煎液，备用；另取洗净之粳米，加入适量清水煮粥，至五分熟时加入上述备用之药物煎液，继续煮至熟烂为止。

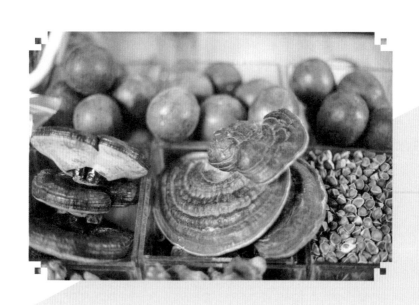

中医药科普读本 第一辑

吃出健康

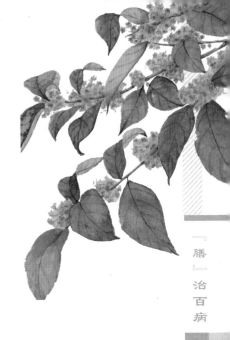

【用法】根据症状轻重，重者日1剂，分2次服；轻者减半。

【功效】清虚热，退骨蒸。

【主治】阴虚内热证。症见骨蒸潮热，或低热日久不退，唇红颧赤，形瘦盗汗，舌红少苔，脉细数等。

【方解】本方所治之证，为肝肾阴虚，虚火上炎所致。治宜清虚热，退骨蒸。

【临床应用】用于结核病，或其他慢性消耗性疾病而有骨蒸潮热者。

【使用注意】长期服用当遵医嘱。

【附方】

（1）枸杞叶粥（《太平圣惠方》）

由鲜枸杞叶250 g，淡豆豉60 g，粳米250 g组成。取豆豉于砂锅内，加水适量，文火煎煮，微沸30分钟，去渣取汁，另取淘洗干净之粳米加水煎煮至半熟，加入豆豉汁，继续煎煮至八分熟。加入枸杞叶，煮熟，用植物油、葱、盐等调味即可。温热服食，每日2次。功能清退虚热，除烦止渴。主治虚劳发热，心烦口渴等症。

（2）鲜生地鲜地骨皮鲜桑葚露（《气功药饵疗法与救治偏差手术》）

由鲜生地、鲜地骨皮各 50 g，鲜桑葚 500 g，冰糖 10 g，黄酒 5 g 组成。鲜生地、鲜地骨皮、鲜桑葚择洗干净，共捣如泥，用纱布绞汁，沉淀后取清汁，调入冰糖、黄酒即成。每次服 50 mL，每日 2 次。功能滋阴清热。适用于阴精亏损，虚劳发热，口干作渴，五心烦热，头晕目眩等症。

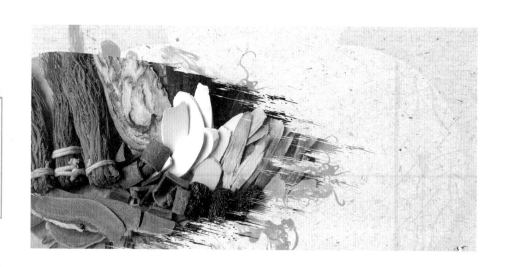

解表药膳

凡具有发散表邪作用，主要用于防治表证的药膳，称为解表药膳。解表药膳是以辛散发表的药物与食物经烹饪加工而成。

解表药膳多为辛散之品，入汤剂不宜久煎，以免有效成分挥发而降低药效。本药膳以温服为宜。服用时，宜避风寒，或增加衣被，以保暖助汗。取汗以遍身微汗为佳。汗出不能遍身，或大汗淋漓，都不可取，因汗出不彻，病邪不解；汗出太多，易耗伤阳气，损及津液，重者可造成亡阴或亡阳后果。饮食上宜忌酸涩之品，如话梅、杏、柠檬、醋等，以免敛邪，使病程迁延难愈。

表证是指邪气在肌表。一般而言，外感六淫伤人，大多先出现表证。此时病位尚浅，在肌表、在皮毛，故解表药膳可使病邪外出，表证得解。

外感六淫有寒热之异，人体表虚实之别，故外感表证又有风寒表证、风热表证等不同。因此，解表药膳亦相应地分为发散风寒药膳、发散风热药膳及扶正解表药膳三类。

一、发散风寒药膳

风寒表证以恶寒发热、头痛、肢体酸疼、口不渴，无汗或有汗等为主要症状，治宜辛温解表。发散风寒药膳，顾名思义，具有发散风寒邪气作用，是主治外感风寒表证的药膳。

发散风寒药膳多由性味辛温、发散风寒之品组成，药食常选荆芥、紫苏、生姜、麻黄、葱白、粳米、红糖等，药膳方如鲜葱白粥、五神汤、麻黄豆豉粥等。

1. 鲜葱白粥（《济生秘览》）

【原料】粳米 60 g，新鲜连根葱白 2 棵，淡豆豉 10 g，食盐少许。

【制作】将粳米淘洗干净，连根葱白洗净，切成 3 cm 长的节段，备用；将粳米放入砂锅内，加水适量，

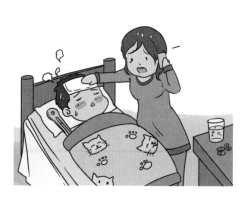

置武火上烧沸，再用文火熬煮至五成熟时，加入新鲜连根葱白、食盐、豆豉，继续煮至粳米熟烂，即成。

【用法】温热服，每日 2 次，2～3 日为 1 疗程。

【功效】发汗解表。

【主治】外感风寒表证初起，症见恶寒发热、无

中医药科普读本 第一辑

吃出健康

汗头痛、鼻塞等。

【方解】本方所治之证，为风寒束表所致。治宜发汗解表，宣透表邪。

【临床应用】用于上呼吸道感染属于风寒者。

【注意事项】葱白属于辛香之品，切忌久煎，以免影响药效。

2. 故事链接

生　姜

唐朝时期，长安香积寺有个叫行端的和尚，夜间上南五台山砍柴，回寺后成了哑巴，人们相互议论，不解其故。有的说这是让山上的妖魔给迷住了，也有的说是他讲出了山上的真情被弄哑了。这样一传，吓得众僧再也不敢上山砍柴了。香积寺的方丈急忙带领众僧在佛前做了八十一天道场，让佛祖为行端驱魔，可是无济于事，行端仍不能说话。这时有个略懂医术的僧人德始提议让行端前去求医于长安城里一位医术高超的刘韬。德始陪着行端来到长安，拜见了名医刘韬并详述了行端得病的缘由。刘韬经察颜望诊、号脉后说："师父先回，待我明日上山一观再行处方。"次日凌晨，刘韬来到山上，仔细

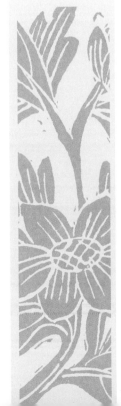

观察后便胸有成竹地来到了香积寺，从药袋里取出一块生姜，对方丈说："尊师放心，请那沙弥速将此药煎服，三五日内定能药到病除。"方丈虽让人将生姜给行端煎服，但心中总是怀疑，于是就有意挽留刘韬在寺中多住几日，以观疗效。且说时过两日，行端连服三剂姜汤，胸中郁积渐解，咽喉轻松爽利。又连服了三剂，竟能开口说话了，寺中众僧都惊讶不止。方丈询问行端病因，刘韬说："此乃沙弥误食山中半夏所致，用生姜一解，药到病除，并非什么妖魔所害。"众僧也除掉了心病，照旧上山砍柴。

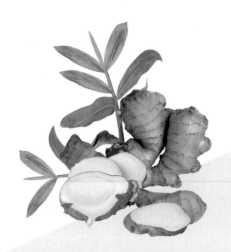

二、发散风热药膳

风热表证以发热、微恶风寒、有汗、口渴、咽喉肿痛为主要症状，治宜辛凉解表。发散风热药膳是具有发散风热邪气作用，主治外感风热表证的药膳。

发散风热药膳多由性味辛凉、发散风热之品组成，药食常选薄荷、桑叶、菊花、葛根、粳米等，药膳方如薄荷粥、菊芎茶膏粥、桑菊茅竹饮等。

1. 薄荷粥（《医余录》）

【组成】粳米 100 g，鲜薄荷 30 g。

【制作】将薄荷洗净，放入砂锅内，加水适量，汁待用；将粳米淘洗干净，置砂锅中加入清水适量，武火烧沸，用文火煮至七八分熟时，加入薄荷汁，继续煮至熟烂，即成。

【用法】温服，每日 2 次，2～3 日为 1 疗程。

【功效】疏散风热，清利头目。

【主治】外感风热所致的发热头痛、目赤、咽喉肿痛等症。

【方解】本方所治之证，为风热入侵，上犯头目所致。

【临床应用】用于上呼吸道感染属于风热者。

【使用注意】薄荷不可久煮。

【拓展】菊芎茶膏粥（《民间验方》）

菊花、川芎、石膏、茉莉花茶各 3 g，粳米 50 g。石膏先煎 40 分钟，再加入川芎煎煮 30 分钟，分取煎液，备用；取淘洗干净之粳米置砂锅内，加入上述煎煮之药液武火烧沸，文火煮至五成熟烂时，加入菊花、茉莉花茶，再保持微沸至熟烂，滤去花渣，即可。

2. 故事链接

菊 花

很早以前，大运河边住着一个叫阿牛的农民。阿牛家里很穷，他七岁就没了父亲，靠母亲纺织度日。阿牛母亲因子幼丧夫，生活艰辛，经常哭泣，把眼睛都哭坏了。阿牛长到十三岁时，他对母亲说："妈妈，你眼睛不好，今后不要再日夜纺纱织布了，我已经长大，我能养活你！"于是他就去张财主家做小长工，后来，母亲的眼病越来越严重，不久竟双目失明了。阿牛想，无论如何也要医好母亲的眼睛。

他一边给财主做工，一边起早贪黑开荒种菜，靠卖菜换些钱给母亲求医买药。也不知吃了多少药，母亲的眼病仍不见好转。这天夜里，阿牛做了一个梦，梦见一个漂亮的姑娘告诉他说："沿运河往西数十里，有个天花荡，荡中有一株白色的菊花，能治眼病。这花要九月初九重阳节才开放，到时候你用这花煎汤给你母亲吃，定能治好她的眼病。"

重阳节那天，阿牛带了干粮，去天花荡寻找白菊花。在

中医药科普读本 第一辑

吃出健康

草荡中一个小土墩旁的草丛中找到一株白色的野菊花。这株白菊花梗九分枝，只开了一朵花，其余八朵含苞待放。阿牛将这株白菊花挖了回来，种在自家屋旁。不久，八枚花朵也陆续开了，又香又好看。于是他每天采下朵白菊煎汤给母亲服用。当吃完了第七朵菊花之后，阿牛母亲的眼睛便开始复明了。

白菊花能治眼病的消息很快传到了张财主那里，张财主便派了几个手下人赶到阿牛家强抢那株白菊花，因双方争夺，结果菊花被折断。阿牛见白菊被折断，十分伤心，坐在被折断的白菊旁哭起来，直至深夜仍不肯离开。突然，那位漂亮姑娘来到他的身边劝他说："阿牛，你的孝心已经有了好报，不要伤心，回去睡吧！"阿牛说："这株菊花被折断了。"姑娘说："这菊花梗子虽然断了，但它没有死，你只要将根挖出来，移植到另一个地方，就会长出白菊花。"阿牛说道："姑娘，我要好好谢你。"姑娘说："我是天上的菊花仙子，特来助你，无须报答，你只要按照一首《种菊谣》去做，白菊花定会种活。"

阿牛根据菊花仙子的指点去栽种，后来菊花老根上果然爆出了不少枝条。他又剪下这些枝条去打插，再去栽培，第二年九月初九重阳节便开出了一朵朵芬芳四溢的白菊花。后来阿牛将种菊的技能教给了村上的穷百姓。阿牛也因此给很多患眼疾的百姓治好了眼病。

三、扶正解表药膳

　　适宜于扶正解表药膳之类感冒，既有表证的临床表现，又有气虚、血虚、阴虚、阳虚的症状。治宜扶正解表。扶正解表药膳是具有培补正气、解除表邪作用，主治虚人感冒的药膳。

　　扶正解表药膳多由补虚、解表之品组成，药食常选葱白、淡豆豉、麻黄、薄荷、人参、香菇、核桃仁等，药膳方如五果茶、人参薄荷饮、葱豉炖豆腐等。

1. 五果茶（《济众新编》）

　　【组成】胡桃 10 个，银杏 15 个，大枣 7 个，生栗（留外皮）7 个，生姜 5 g。

　　【制作】洗净各配料，生姜切丝。先将胡桃、银杏、生栗（带皮）置砂锅内，沸水煮 20 分钟；然后放入大枣、

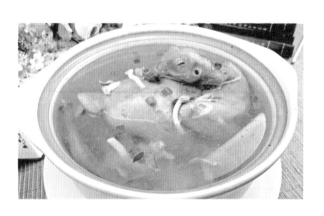

中医药科普读本　第一辑

吃出健康

生姜于沸水砂锅内浸泡 10 分钟，即得。

【用法】取上述制品，滤取汁液代茶频饮。

【功效】扶正解表，宣肺止咳。

【主治】年老体虚之气虚，外感风邪所致的咳嗽等症。

【方解】本方所治之证，为年老体虚之人外感风邪，肺气失宣所致。

【临床应用】用于急、慢性支气管炎而有正虚者。

【使用注意】阴虚内热及表虚自汗者忌用；外感表证属风热者忌用。

2. 故事链接

麻　黄

有位老中医，无儿无女，收了一个小徒弟，很是喜爱，想把平生所学和临床经验传授给他。谁想，这个徒弟很是狂妄，又不用心学习，一知半解便自以为是。才学了点皮毛，就认为自己都会了，瞧不起老师。甚至收的诊金和卖药的钱，也不交给老师，自己偷偷花掉。老师伤透了心，就对徒弟说："你翅膀硬了，另立门户去吧。"徒弟满不在乎地说："行啊！"

老师还是不放心，叮嘱他说："有一种药用时要分辨清楚，切不可随便开给人吃。"

"什么药？""无叶草。""怎么啦？""这种药的根和茎用处不同，发汗用茎，止汗用根，一朝弄错，就会死人！记住了吗？""记住了。""你背一遍。"

徒弟张口就背了一遍，不过，他背时有口无心，压根儿也没用脑子想。

从此，师徒分手，各自行医卖药。徒弟自立门户后，没有老师在跟前管教着胆子更大了，虽说医术不怎么样，却什么病都敢治。没几天，就让他用无叶草医死了一个人。死者家属怎肯善罢甘休，当时就抓住他去衙门见县官。县官问道："你是跟谁学的？"徒弟只好说出老师的名字。县官命人把老师找来，说："你是怎么教的？让他把人给医死了！"老师说："小人无罪。""怎么能说你无罪？""关于'无叶草'，我清清楚楚地教过他几句口诀。"

县官听了，就问徒弟："你还记得吗？背出来我听听。"徒弟背道："发汗用茎，止汗用根，一朝弄错，就会死人。"县官又问："病人有汗无汗。"徒弟答道："浑身出虚汗。"

"你用的什么药？""'无叶草'的茎。"

县官大怒："简直是胡治！病人已出虚汗还用发汗的药，能不死人？"说罢，命人打了徒弟四十大板，判坐三年大狱。老师没事，当堂释放。

徒弟在狱中度过了三年，这才知道医道深奥，后悔不该自以为是。出狱后他找到老师认了错，并表示痛改前非。老师见他有了转变，这才又把他留下，并向他传授医道。从此以后，徒弟再用"无叶草"时就十分小心了。

因为这种药草给他惹过麻烦，就起名为"麻烦草"，后来，又因为这草的根是黄色的，才又改叫"麻黄"。

温里祛寒药膳

  凡具有温里祛寒作用，主要用于里寒证的药膳为温里祛寒药膳。温里祛寒药膳是以温热药物与食物经烹饪加工而成。

  里寒证的成因，分为寒从外来与寒从内生两个方面。表寒证失治误治，寒邪由表入里；外寒直中三阴，深入脏腑；或素体阳虚、寒从内生；或服寒凉药太过损伤阳气，均可导致脏腑经络受寒，酿生里寒证。里寒证的治疗，宜以温里祛寒为要。

  温里祛寒药膳以温热服为宜。应用本类药膳时首先应辨清寒热之真假，如真热假寒证用之，无疑火上浇油，后果不堪设想。其次，应辨明寒证所在的部位，方能有的放矢。本类药膳多由温燥之品组成，有助热生火、伤阴灼液之弊，应用时还宜三因制宜。平素火旺与阴虚失血之人，或夏季炎暑之时，或南方温热之地，均不宜多服久服，宜中病即止。孕妇也应慎用。

  温里祛寒药膳根据"寒者热之"（《素问·至真要大论》）的原则立法，因里寒证所在的部位有脏腑经络之不同，故本类药膳分为温中祛寒药膳与温经散寒药膳。

一、温中祛寒药膳

　　温中祛寒药膳适用于寒自内生引起的虚寒证，或寒邪入侵所致的实寒证。症见形寒肢冷，面色苍白，口淡不渴，喜热饮，小便清长，大便溏泻，舌淡苔白润，脉沉迟等。

　　温中祛寒药膳多由温阳散寒之品组成，药食常选肉桂、附子、干姜、砂仁、胡椒、花椒、羊肉、狗肉等，药膳方如干姜粥、良姜炖鸡块、羊肉姜桂汤、吴茱萸粥等。

1. 干姜粥（《寿世青编》）

　　【原料】干姜 1 ~ 3 g，高良姜 3 ~ 5 g，粳米 50 ~ 100 g。

　　【制作】将干姜、高良姜洗净后切片，粳米淘净。用水适量，先煮姜片，去渣取汁，再放入粳米于姜汁中，文火煮烂成粥，调味。

　　【用法】早、晚乘温热服，随量食用，尤以秋冬季节服用为佳。

　　【功效】温中和胃，祛寒止痛。

　　【主治】适用于脾胃虚寒所致的脾胃虚寒，脘腹冷痛，呕吐呃逆，泛吐清水，肠鸣腹泻等。慢性胃炎，胃及十二指肠溃疡，急性胃肠炎等属于脾胃虚寒者可应用本方。

【方解】高良姜大辛大热，为纯阳之品。

【使用注意】本方温热性质较强，久病脾胃虚寒之人，宜先从小剂量开始，逐渐增加，凡急性热性病及久病阴虚内热者，不宜食用。

2. 吴茱萸粥(《食医心镜》)

【组成】粳米 50 g，3 cm 长的葱白 3 段，吴茱萸 1 g，食盐少许。

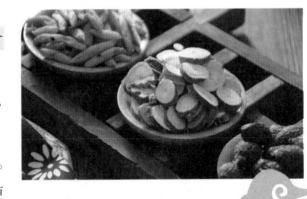

【制作】先将粳米淘洗干净，葱白洗净切段，吴茱萸洗净；再将粳米放入砂锅内，加入吴茱萸、葱白、盐少许，水适量，置武火上烧沸，再用文火熬煮至熟烂，即成。

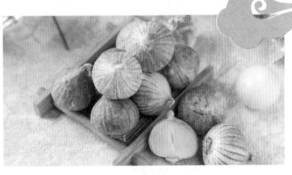

【用法】温热随量服食，早、晚各 1 次，

3 ~ 5 日为 1 疗程。

【功效】温中散寒，疏肝解郁，止痛止呕。

【主治】肝胃寒凝所致的脘腹冷痛，呕逆吞酸，中寒吐泻，头痛，疝气作痛。

【方解】本方所治之证，为肝胃有寒。

【临床应用】用于胃炎、肠炎、各种可复性腹外疝气等属于肝胃有寒者。

【使用注意】吴茱萸气味浓烈，温中力强，有小毒，故用量宜小，不宜久服。一切实热证或阴虚火旺者忌服，孕妇慎服。

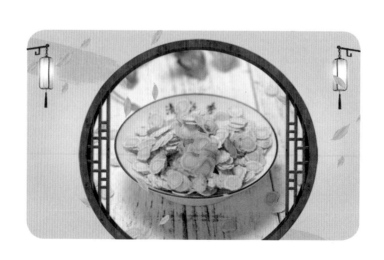

二、温经散寒药膳

经络有寒证多因寒邪凝滞经络，气血运行不畅所致。其临床表现为肢体冷痛，肤色紫暗，腹痛、疝痛，舌有瘀斑，脉细涩等症。治宜温经散寒，佐以养血通脉。温经散寒药膳是具有温通经脉，驱散寒邪作用，治疗经络有寒证的药膳。

温经散寒药膳多由散寒通脉、温养气血之品组成，药食常选当归、桂枝、生姜、草果、羊肉等，药膳方如桂浆粥茴香小雀酒、砂锅羊头、胶艾炖鸡等。

1. 桂浆粥（《粥铺》）

【原料】肉桂 3 g，粳米 50 g，红糖适量。

【制作】先将肉桂煎取浓汁去渣，再用粳米煮粥，待粥煮沸后，调入肉桂汁及红糖，同煮为粥。或用肉桂末 1 ~ 2 g，调入粥内同煮服食。

【用法】一般以 3 ~ 5 天为一疗程，早晚温热服食。

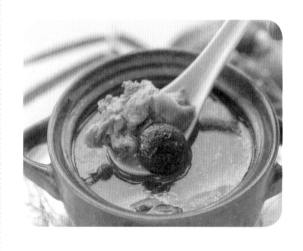

【功效】补肾阳，暖脾胃，散寒止痛。

【主治】适用于肾阳不足而致的畏寒肢冷，男子阳痿，女子宫寒不孕；或脾阳不振而致的脘腹冷痛，饮食减少；以及寒湿腰痛，风寒湿痹，妇人虚寒性痛经等。

【方解】具有补元阳、暖脾胃、止冷痛、通血脉之功效。

【使用注意】本方属于温热之剂，凡实证、热证、阴虚火旺者均不宜食用。另外，肉桂所含桂皮油易于挥发，故不易久煎久煮。

2. 砂锅羊头（《疾病的食疗与验方》）

【组成】羊头 1 个，生黄芪 40 g，当归、何首乌各 20 g，桂枝 10 g，细辛 3 g，牛奶半杯，鸡汤、调料适量。

【制作】将羊头洗净，入开水锅，加葱、姜、花椒、大料等，煮熟捞出，凉后劈开，去骨、筋及杂物，撕碎装碗，并加入压碎装袋之药材及葱、姜、料酒，上屉蒸烂取出；另取砂锅，加鸡汤、油、料酒、姜末各适量，上火熬至乳白色时，倒入羊头。
文火煨至软烂，入盐、味精、牛奶，撒上蒜末，
即成。

【用法】服汤，日服 2 次。

【功效】养血温经，祛寒通络。

【主治】血虚寒凝所致的四肢末端冷痛、
皮色青紫发绀、指尖变细、面色苍白等症。

【方解】本方所治之证，为血虚寒凝，经
络气血阻滞，四末失于温煦所致。治宜养血温
经，祛寒通络。

【临床应用】用于雷诺病、血栓闭塞性脉
管炎等属于血虚寒凝络阻者。

【使用注意】实热气结者禁用。

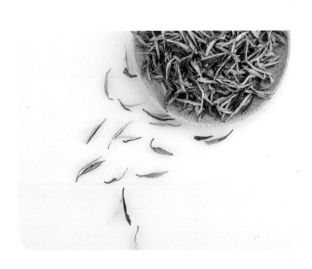

通便药膳

凡具有通利大便，排除积滞作用，主要用于里实证的药膳，为通便药膳。通便药膳是以泻下的药物与食物经过烹饪而成。

本类药膳主要适用于以大便不通为主要表现的里实证。大便不通除其他疾病引起者外多半是肠道津液亏损，肠道失润，大便干结而不通，邪气无外出之路，必须借用药食的作用，促使大小便通畅，使邪气随二便排出，达到消除病痛的目的。本类药膳属于下法范畴。故通便类药膳多由泻下导滞、润肠通便之品组成，药食常选芝麻、番泻叶、火麻仁、郁李仁、大黄、枳实、蜂蜜等，药膳方如紫苏麻仁粥、番泻叶茶、实明黄糕等。

本类药膳宜空腹服。部分药物易伤胃气，不宜过剂，应得效即止。服用本类药膳期间不宜食油腻和不易消化食物，以防重伤胃气。若久病正虚、年老体虚、妇女月经期、胎前产后、孕妇应慎用。

1. 紫苏麻仁粥（《普济本事方》）

【组成】紫苏子仁、麻子仁各 15 g，粳米 50 g。

【制作】将苏子仁、麻子仁洗净，研为极细末，加水再研，取汁，将药汁与洗净之粳米共煮粥至烂熟，即成。

【用法】温服，日服 3 次。

【功效】理气养胃，润肠通便。

【主治】年老、体虚、久病之人及妇人产后之肠燥便秘。

【方解】本方所治之证，为肠道失于濡润，传导无力所致。

【临床应用】用于单纯性便秘，病后、老人、孕产妇便秘或习惯性便秘等。

【使用注意】麻子仁虽为甘平之品，但服用不可过量。

【附方】

松子粥（《士材三书》）

由松子仁 15 g，粳米 100 g 组成。将松子仁研碎，粳米淘洗干净，共置砂锅内，加水适量，置武火上烧沸，用文火熬熟即成。每日服 1 次。功能养液润肠。主治津枯之肠燥便秘。

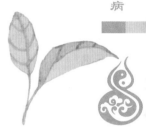

2. 故事链接

大黄入药的来历

大黄药性峻利，能推陈致新，好比国家能平定祸乱、安内攘外的一员虎将，故有"将军"之名号。传说大黄最早叫"黄根"，改名为"大黄"，还有一个有趣的故事。

从前有个黄姓郎中，承袭祖上擅长采挖黄连、黄芪、黄精、黄芩、黄根这 5 种药材为人治病，被人们誉为"五黄先生"。那时，每到三月，郎中便进山采药，为此常借宿在山上一农户马峻家中，至秋末方才离开。马峻一家妻儿3口对他百般善待，久之他与马家结下了深厚的感情。谁知人有旦夕之祸。这年马家遭了火灾，房子财物被烧光，马峻妻子被烧死，剩下光棍爷儿俩伤心地住山洞去了，郎中费了很大精力找到父子俩，他对马峻说："你带上孩子跟着我挖药吧！"于是他们终日相伴，以采药、卖药、治病为生。渐渐地，不识药性的马峻熟悉了五黄药，有时郎中不在家，他也偶尔学着为人治病。

哪料后来又生祸端。有年夏天，一位孕妇身体虚弱，骨瘦面黄，因泻肚子来求医。恰巧郎中不在，马峻把治泻的黄连错给成了泻火通便的黄根，结果孕妇服后大泻不止，差点丢命，胎儿也死了。这事被告到县衙，县官命人抓来马峻，要以庸医害人治其罪。这时，郎中赶来跪在堂前，恳求县官老爷判自己的罪，说马峻是跟他学的医，而马峻更是羞愧，自愿领罪受罚。这样一来，县官倒对两人的情谊十分敬佩，想了想这五黄先生素有声名，那孕妇素体羸弱，孕期也短，就责罚二人给孕妇家些银两，便把他们放了。不过县官最后对郎中说："你那五黄药的黄根既然比其他四样药厉害，应该改个名儿，免得日后混淆再惹祸。"郎中深深点头，回家便把黄根改叫大黄，于是，大黄这名字就传开了。

吃出健康

祛风湿药膳

　　凡具有祛除风湿、缓解痹痛作用，主要用于风湿痹痛的药膳均为祛风湿药膳。祛风湿药膳是以温通辛散的药物与食物经烹饪加工而成。

　　风湿痹证有寒热之分，本类药膳适用于风寒湿痹。风、寒、湿邪侵袭人体，滞留于肌肉、经络、筋骨等处，阻碍气血，滞塞经络，导致肢体筋骨重着、疼痛、麻木，筋脉拘急，关节伸展不利，日久不治则损及肝肾而腰膝酸痛、下肢弱。故祛风湿类药膳除用祛风湿药食以外，常需与补肝肾药食配合。经络滞塞则又多有气血不通，又需配伍活血行气之品。本药膳的组合，多为补肾壮骨、祛风除湿、辛温散寒、活络行血、行痹止痛等类药物相配伍而成。

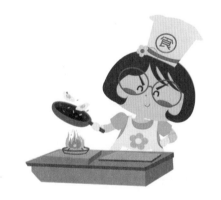

常用药食如当归、川芎、五加皮、海桐皮、木瓜、牛藤、狗肉、羊肉等。药膳方如五加皮酒、巴戟狗肉等。

痹证多为慢性疾患，临证有风邪、寒邪、湿邪偏胜之不同，药膳选用也应根据痹证的具体病情，辨证选用。为服用方便及增强祛风胜湿的疗效，本类药膳常选用酒剂。由于本类药膳用药多为辛香性燥，酒性又温辛走窜，容易耗伤阴血，故血虚阴亏者慎用，必要时应配伍滋阴养血之品。

1. 白花蛇酒（《本草纲目》）

【组成】白花蛇1条，羌活、当归、秦艽、五加皮各60 g，防风30 g，糯米酒4000 mL。

【制作】取白花蛇以酒洗、润透，去骨刺，取肉；取各药切碎，以绢袋盛之，放入酒坛内，安酒坛于大锅内，水煮1日，取出埋于阴地7日，取出即可；再取滤汁后的酒渣，晒干研末，酒糊为丸，如梧桐子大，供口服。

【用法】每饮1～2杯（30～60 mL），

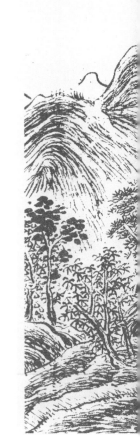

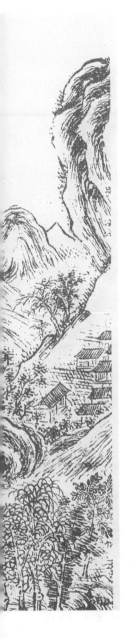

每服50丸（9 g），用煮酒送下。

【功效】祛风胜湿，通络止痛，强筋壮骨。

【主治】风湿顽痹。症见骨节疼痛，筋脉拘挛，肢体麻木，活动障碍等。

【方解】本方所治之证，为风湿侵犯日久，痹阻筋骨肌肉，气血运行不畅，筋骨肌肉失养所致。

【临床应用】用于风湿病、脑血管病、周围神经炎等属于风湿痹阻者。

【使用注意】治疗期间忌见风；忌食鱼、羊、鹅等发物。

【附方】

（1）清炖乌蛇（《民间验方》）

由乌蛇1条，生姜、葱、绍酒、食盐各适量组成。先将乌蛇去皮、头、尾和内脏，洗净，切成3 cm的节段，备用；再取砂锅，将处理好的乌蛇放入锅内，加水适量，置武火上烧沸，再改用文火炖至熟透，加食盐、味精即成。佐餐食用。功能：祛风湿，通经络。主治风湿顽痹、肢体疼痛拘挛、肌肤不仁、骨关节结核、

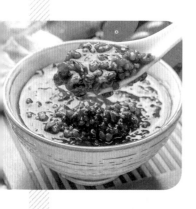

小儿麻痹症等。

（2）三蛇酒（《中国药膳大全》）

由乌梢蛇 100 g、大白花蛇 200 g、蝮蛇 100 g、生地黄 500 g、冰糖 500 g、白酒 10 L 组成。将三种蛇去头，用酒洗润，切成短节干燥。生地黄洗净切碎备用；冰糖置锅中，加入适量的水，置火上加热溶化，待糖汁至黄色时，趁热用纱布过滤，去渣备用；将白酒装入坛中，三蛇、生地黄放入酒中，加盖密封，每天搅拌 1 次，10 ~ 15 天开坛过滤，加入冰糖汁充分搅匀，再过滤 1 次即可。每次服 10 ~ 15 mL，每日 2 ~ 3 次。功能：祛风除湿。主治风寒湿痹之筋骨疼痛、肢体麻木、屈伸不利，以及半身不遂、跌打损伤之瘀肿等。

2. 故事链接

话说公元 1644 年，清兵攻破燕京，明王朝危在旦夕。兵部尚书史可法率领大批兵马，抵御南下的清兵。正值寒冬腊月，史可法和将士顶风冒雪，坚守阵地。不久，许多人觉得浑身筋骨疼痛，行动吃力。史可法心中十分焦急，因为这会削弱军队的战

中医药科普读本 第一辑

吃出健康

斗力。

一天晚上，帐外出现了一位白发苍苍的老人。老人红光满面，笑盈盈地说："听说忠勇爱国的史督师和众将士身患风湿，我这里有个药方，专治此病。"说罢交给史可法一个药方，叮嘱制备之法后飘然而去。史可法吩咐按方配药，泡于酒坛之中，每天令将士服用，果真治好了军中的风湿病。将士们生龙活虎，连打胜仗。后来，此方及制法传入民间，人们为了感谢史可法，便把这种酒称为"史国公药酒"。

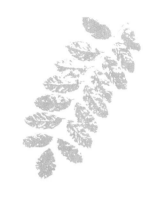

史国公药酒处方由玉竹、鳖甲、白术、牛膝、桑寄生、蚕沙、川芎、防风、木瓜、当归、红花、甘草、羌活、独活、续断、鹿角胶、红曲等药材组成。该方配方全面，既祛风化湿，通络止痛，又兼补肝肾、强筋骨，补血活血，还注重养阴护胃。驱邪不伤正，化湿不伤阴，实为治疗风、寒、湿痹的良药。

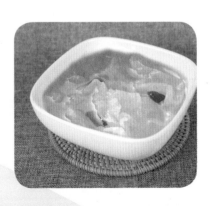

理气药膳

凡具有行气或降气作用，主要用于气滞证或气逆证的药膳为理气药膳。理气药膳是以辛温通达的药物与食物经烹饪加工而成。

气病的范围非常广泛，如《素问·举痛论》指出："百病生于气也。"气为一身之主，升降出入，周行全身，温养脏腑及四肢百骸，维持人体正常的生理活动。气滞以肝气郁结与脾胃气滞为主，气逆以胃气上逆与肺气上逆为主。前者治宜行气解郁，后者治宜降气下气。

气滞与气逆证有虚实之分，使用本类药膳时应首辨虚实，勿犯虚虚实实之戒。若气滞兼见气逆者，宜行气与降气并用。本类药膳的药物性多辛温香燥，易伤津耗气，应适可而止，勿使过剂；同时，对气滞兼阴液亏损者及孕妇应慎用。

根据功效与适应证的不同，理气药膳分为行气药膳与降气药膳两类。

一、行气药膳

　　行气药膳具有疏畅气机作用，治疗气滞证。气滞证以肝气郁滞证和脾胃气滞证为多见。肝气郁滞证以胸胁胀痛、情志不舒、疝气痛、月经不调、痛经等为主要临床表现，治宜疏肝解郁。脾胃气滞证以脘腹胀满、嗳气吞酸、呕恶食少、大便失常等为主要临床表现，治宜行气和中。

　　行气药膳多由疏肝理气、解郁散结、行气调中之品组成，药食常选橘皮、佛手、小茴香、木香、砂仁、胡萝卜等，药膳方如砂仁炖鲫鱼橘茹饮、佛手露、加味豆蔻粥、胡萝卜炒陈皮瘦肉丝等。

1. 砂仁炖鲫鱼（《饮膳正要》）

　　【组成】陈皮、小茴香、砂仁、辣椒、荜茇各6 g，

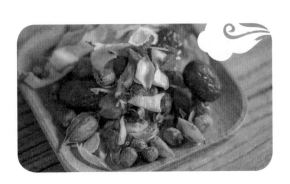

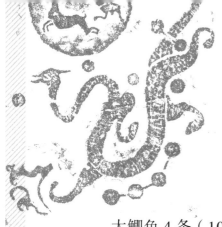

大鲫鱼4条（1000 g），胡椒3 g，葱50 g，生姜20 g，盐10 g，大蒜2粒，花生油500 g。

【制作】将胡椒破碎，同辣椒、陈皮、砂仁、荜茇、小茴香、葱段、姜片、蒜片用盐和匀待用；鲫鱼去鳞、鳃、内脏，洗净，沥干水，将调拌好的药物和调料逐渐装入鱼腹内；烧热锅放入花生油，七成热时，将鲫鱼下油中煎制，待鱼黄至熟，即可捞出沥油；另起热锅加熟油少许，煸姜、葱，注入清汤，调好味后，将已煎熟的鲫鱼下汤内略煮，待汤沸后即可。

【用法】佐餐食用。

【功效】行气温中，燥湿利水。

【主治】脾胃气滞，运化无力；或脾胃有寒，腹痛，泄泻等。食积水停所致的食少腹胀、便溏、小便不利；或脾胃有寒，腹痛，泄泻等。

【方解】本方所治之证，为寒湿困脾，脾胃气滞，运化无力，饮食、水湿内停所致。治宜行气温中，燥湿利水。

【临床应用】用于慢性胃炎、胃溃疡、慢性肾炎等

中医药科普读本　第一辑

吃出健康

属于湿阻气滞者。

【使用注意】内有实热、阴虚火旺者不宜食。

2. 故事链接

荆 三 棱

传说古时候有一位伐木工,肚子长了个瘤,偶尔就会发作疼痛,因没有接受治疗,最后瘤愈长愈大,已经不能救治了。他在临终之前交代家人,在他死后一定要替他将这个瘤取出来再下葬。不久这个伐木工死了,家人按照他的遗嘱请人为他开腹,果然在肚子里发现一个比拳头还大的硬块,质地坚硬,就像石头样,表面还有一层层的纹理,呈现出五彩颜色,非常特别,家人惊讶之余决定将它做成刀柄,并保留下来。

几年后的一天,伐木工的儿子准备上山伐木,就带着这把刀,他砍呀砍,就在砍到一株荆三棱的根部时,根皮擦过刀柄,坚硬的刀柄竟被刮出深深一道沟痕!他觉得很奇怪,但还是继续工作,后来刀柄逐渐软化,不一会儿工夫,整个刀柄竟然全都化了。于是荆三棱能破坚散结的功效才被首次发现。

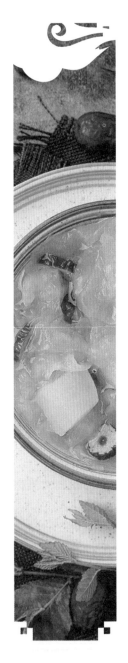

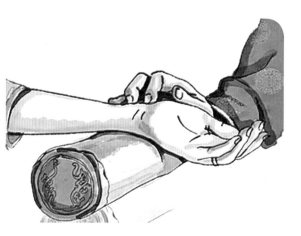

二、降气药膳

降气药膳具有降逆下气作用，治疗胃气上逆证。胃气上逆证以呃逆、恶心呕吐、嗳气等为主要临床表现，治宜降逆和胃。

降气药膳多由和胃降逆之品组成，药食常选丁香、柿蒂、竹茹、生姜、芦根等，药膳方如丁香柿蒂粥、芦根沙参柿霜粥等。

1. 丁香柿蒂粥
（《症因脉治》）

【组成】丁香3 g，柿蒂10 g，党参12 g，生姜3片，粳米100 g，红糖适量。

【制作】将丁香等4味药加水适量，武火至沸，文火保持微沸20分钟，滤取煎液，备用；另取淘洗干净之粳米煮至五六分熟，加入备用之药液，继续煮至熟烂，兑入红糖即可。

【用法】温热服，每日2次。

【功效】益气温中，祛寒降逆。

【主治】胃中虚寒所致的呃逆、呕吐、口淡、食少、胸痞脘闷等症。

【方解】本方所治之证，为中焦虚寒，胃失和降所致。治宜益气温中，祛寒降逆。本方即丁香柿蒂汤加粳米、红糖组成。

【临床应用】用于胃肠道各种疾病所致的呕吐、呃逆，属于胃寒者。

【使用注意】胃热所致的呃逆、呕吐忌用。

【附方】

（1）丁香姜糖（《中华临床药膳食疗学》）

由丁香粉 5 g、生姜碎末 50 g、白砂糖 250 g 组成。白砂糖放入铝锅内，加水少许，以小火煎熬至较稠厚时，加入生姜碎末及丁香粉，调匀，再继续煎熬至用铲挑起即成丝状而不粘手时，将糖倒在表面涂过食用油的大搪瓷盘中，待稍冷，将糖分割成条，再分割约 50 块即可。每日饭后食数块。功能：温中降逆。主治胃寒所致的恶心呕吐、呃逆等症。

（2）丁香蒸雪梨
（《圣济总录》）

由大雪梨 1 个、丁

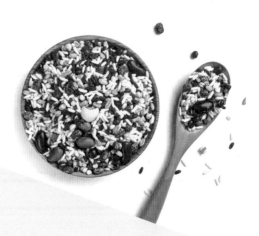

香 15 粒、冰糖 20 g 组成。将雪梨冲洗后削去表皮，再洗干净，用竹签在雪梨上均匀地戳 15 个小孔；丁香洗净一粒粒地插入雪梨的每一小孔内，再把雪梨装在盅内（雪梨的大小要合适、刚好被盅装下），盅口用纸封严，放入蒸笼内，圆汽后蒸约 30 分钟。取出，揭去纸，将梨子倒在盘内，抠去丁香。另取冰糖在锅内加水少许溶化，熬成糖汁，浇到蒸制好的雪梨上，即成。吃梨喝汁，每日 1 次，10 日为 1 疗程。

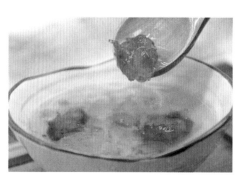

功效：理气化痰，益胃降逆。主治痰气交阻或胃阴亏虚所致之噎嗝阻塞、吞咽困难、反胃呕吐等症。

2. 故事链接

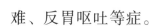

宋之问与丁香

相传，唐代著名的宫廷诗人宋之问在武则

天掌权时曾充任文学侍从，他自恃仪表堂堂，又满腹诗文，理应受到武则天的重用。可事与愿违，武则天一直对他避而远之。他百思不得其解，于是写了一首诗呈给武则天，以期得到重视，谁知武则天读后对一近臣说："宋卿哪方面都不错，就是不知道自己有口臭的毛病。"宋闻之羞愧无比，从此之后，人们就经常看见他口含丁香以解其臭。由此，有人趣称丁香为"古代的口香糖"。沈括《梦溪笔谈》中有载："三省故事郎官口含鸡舌香，欲奏其事，对答其气芬芳，此正谓丁香治口气，至今方书为然。"

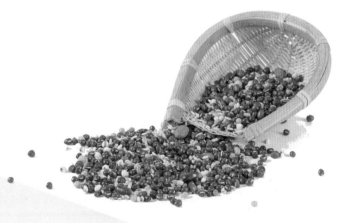

利水祛湿药膳

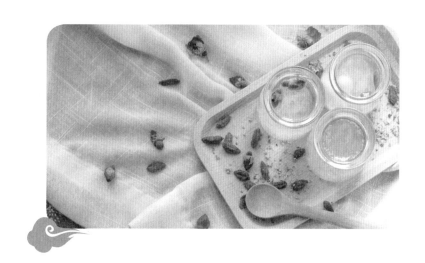

凡具有利水渗湿、利水通淋、利湿退黄等功效，主要用于水湿内停病证的药膳，为利水祛湿药膳。利水祛湿药膳是以甘淡或苦寒的药物与食物经烹饪加工而成。

水与湿，异名同类，水化则为湿，湿聚则成水。水湿为病，与肺脾肾三脏功能失调最为密切，因人身之中，肺有宣通水道之责，脾有运水化湿之职，肾有统摄水液之权，肾虚则水泛，脾虚则生湿，肺失宣降则水津不布；同时，与三焦、膀胱的功能亦有关，三焦气阻则决渎无权，膀胱气化不利

则小便不通，故治疗时常从上述脏腑入手。水湿内停病证，因水湿停滞的部位有上、中、下的不同，其临床表现亦有不同。湿邪在上，则头重、面目浮肿；湿邪在中，则胸痞泛恶、脘腹胀满、大便溏薄、发黄疸、为痰饮；湿邪在下，则足胫浮肿、小便不利、小便淋沥涩痛，或为带下。本类药膳主要用于水湿内停所致的水肿、小便不利、黄疸等病证。

湿为阴邪，滋腻又尾除，当注意温化利小便，若有阴虚之象时，则宜慎用以防利水而更伤阴液。若湿与热合，则蕴结难解，当注意缓渐调理，勿求急功。

水湿为病，药膳当以清淡为宜，避免油腻过重而黏腻滞邪。

根据本类药膳药性和主治证的不同，将其分为利水渗湿药膳、利水通淋药膳、利湿退黄药膳三类。

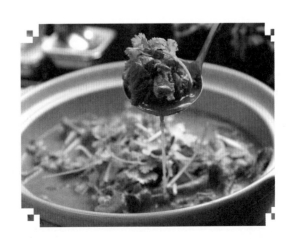

　　利水渗湿药膳具有使小便通畅、水肿消退作用，是治疗水湿内停所致的水肿、小便不利的药膳。其临床表现为颜面或下肢水肿、小便少等症。因利小便可实大便，故又可用治水湿壅盛之泄泻。

　　利水渗湿多由利水消肿之品组成，药食常选茯苓、猪苓、泽泻、薏苡仁、白术、鸭等，药膳方如赤小豆鲤鱼汤、薏米防风饮、青鸭羹、茯苓包子等。

1. 赤小豆鲤鱼汤（《外台秘要》）

　　【原料】鲤鱼1条（250 g左右），赤小豆100 g，生姜1片，盐、料酒、食用油适量。

　　【制作】将赤小豆洗净，加水浸泡半小时；生姜洗净；鲤鱼留鳞去鳃，去内脏，洗净。

　　起油锅，煎鲤鱼，加入清水适量，放入赤小豆、生姜、料酒少许。先武火煮沸，改文火焖至赤小豆熟，加入盐即可。随量食用或佐餐。

　　【用法】每周可服食3次。

　　【功效】利水消肿，祛湿健脾。

　　【主治】用于脾气亏虚、水湿泛溢所致之水肿。

【方解】本方功能利水消肿、和血解毒。

【临床】可用于肾炎水肿、肝硬化腹水、心源性水肿、营养不良性水肿、脚气病水肿、妊娠水肿等的辅助治疗。

【使用注意】鲤鱼为腥膻发物，素体阳亢及疮疡者慎食。

2. 茯苓包子（《中国药膳学》）

【组成】白茯苓 50 g，面粉 1 000 g，鲜猪肉 500 g，生姜 15 g，胡椒粉 5 g，麻油 10 g，绍酒 10 g，食盐 15 g，酱油 100 g，大葱 25 g，骨头汤 250 g（20 个包子量）。

【制作】将茯苓去皮，用水润透，蒸软切片，用煎煮法取汁，每次分别加水约 400 mL，加热煮制 3 次，每次煮制 1 小时，三次药汁合并滤净，

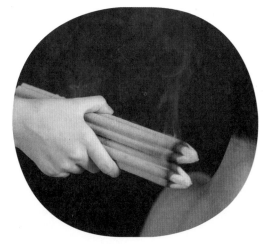

再浓缩成 500 mL 药汁，待用；将面粉倒于案板上，加入发面 300 g 左右，温热茯苓浓缩汁

500 mL，合成面团后发酵，待用；将猪肉剁成茸，倒入盆内加酱油拌匀，再将姜末、食盐、麻油、绍酒、葱花、胡椒、骨头汤等投入盆中搅拌成馅。待面团发成后，加碱水适量，揉匀碱液，测试酸碱度合适（不黄不酸），然后搓成 3 ~ 4 cm 粗长条，按量揪成 20 块剂子，把剂子压成圆面皮，右手打馅，逐个包成生坯。将包好的生坯摆入蒸笼内，沸水上笼，用武火蒸约 15 分钟，即成。

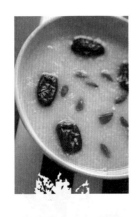

【用法】作主食食用，每日 2 次，3 ~ 5 日为 1 疗程。

【功效】健脾补中，利水渗湿。

【主治】脾虚湿盛所致的腹胀食少，便溏泄泻，消化不良，或小便不利、水肿等症。

【方解】本方所治之证，为脾胃虚弱，不能运化水谷和水湿所致。

【临床应用】用于肾炎水肿、功能性消化不良等属于脾虚者。

【使用注意】本方健脾化湿，宜长期缓服，方可奏效。

二、利水通淋药膳

利水通淋药膳是具有清利下焦湿热，利尿通淋作用，治疗湿热下注所致的淋证的药膳。其临床表现为尿频尿急，小便灼热，短赤涩痛，或淋沥不畅，尿有砂石等。

利水通淋药膳多由利尿通淋之品组成，药食常选滑石、苡仁、粳米、青小豆、通草、金钱草等，药膳方如鲤鱼冬瓜羹、滑石粥等。

1. 鲤鱼冬瓜羹（《太平圣惠方》）

【配料】鲤鱼 500 g，冬瓜 200 g，葱白适量。

【制作】将冬瓜去皮、去瓤，洗净，切成片；葱、姜洗净，葱切段，姜切片；将鲤鱼去鳞、去鳃、去鳍、去内脏，洗净；洗净的鲤鱼下油锅煎至金黄色；锅中注入适量清水，加入冬瓜、料酒、精盐、白糖、葱、姜，同煮至鱼熟瓜烂，拣去葱、姜，用胡椒粉调味即成。

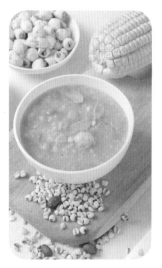

【用法】佐餐食用。

【功效】发表通阳，利尿消肿。

【主治】用于水湿浸渍之水脚。

【方解】方中鲤鱼味甘，性平，有利水下气、清热解毒之效。

2. 滑石粥（《大平圣惠方》）

【组成】滑石 20 g，粳米 50 g，白糖适量。

【制作】先将滑石磨成细粉，用布包扎，放入锅内，加水 500 mL，中火煎煮 30 分钟后，弃布包，留药液；再将粳米洗净入锅，注入滑石药液，加水适量，武火煮沸后，文火煮成粥，调入白糖，即成。

【用法】温热食用，每次 1 碗（约 75 mL）。每日 2 次。

【功效】清热利尿通淋。

【主治】湿热蕴结下焦证，症见小便不利，淋沥热痛，以及热病烦躁，口渴。

【方解】本方所治之证，为湿热蕴结下焦，膀胱气化失司所致。

【临床应用】用于膀胱炎等感染，属于湿热下注者。

【使用注意】本膳方能通利破血，孕妇忌服；脾胃虚寒，滑精及小便多者亦不宜服用。

三、利湿退黄药膳

利湿退黄药膳是具有清利湿热，利胆退黄作用，治疗肝胆湿热所致的黄疸的药膳。其临床表现为目黄、身黄、小便黄等症。

利湿退黄药膳多由利湿退黄之品组成，药食常选茵陈蒿、栀子、大黄、金钱草、鲫鱼、鲤鱼等，药膳方如玉米须蚌肉汤、麻黄连翘赤小豆饮、金钱草鲤鱼汤等。

1. 玉米须蚌肉汤（《中国药膳学》）

【配料】玉米须 50 g，蚌肉 120 g。

【制作】先将蚌肉放入瓦罐文火煮熟，再放玉米须一起煮烂。

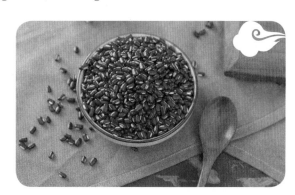

【用法】每次吃蚌肉 30 g，喝汤 100 mL。

【功效】利尿泻热，平肝利胆。

【主治】用于湿热蕴结肝胆所致之阳黄。

【方解】具有利尿消肿、平肝利胆的功效。

【临床应用】亦可用治肾炎水肿、高血压、脚气病等病证。

【使用注意】脾胃虚寒者慎用。

2. 麻黄连翘赤小豆饮（《济生秘览》）

【组成】麻黄、连翘各5 g，赤小豆10 g，大枣4枚，炙甘草3 g，生姜2 g，冰糖适量。

【制作】取连翘、赤小豆、大枣、炙甘草于砂锅内，加水适量，武火煮沸，文火保持微沸30分钟，加入麻黄、生姜继续微沸15分钟，去渣留汁；服时取汁兑入冰糖，即可。

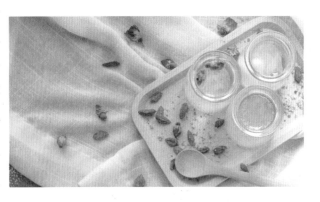

【用法】日服2次，3～5日为1疗程。

【功效】清热利湿，发汗解表。

【主治】黄疸初起有表证者。症见面目俱黄、黄色鲜明、身热恶寒、小便不利等。

【方解】本方所治之证，为湿热内郁、熏蒸肝胆、胆汁外溢肌肤、表证未解所致。

【临床应用】用于急性黄疸型肝炎或急性肾炎初期有表证者。

【使用注意】脾胃虚寒、无表证者不宜。

中医药科普读本 第一辑

吃出健康

理血药膳

凡具有活血化瘀或止血作用，主要用于血瘀证或出血证的药膳为理血药膳。理血药膳是以入血分的药物与食物经烹饪加工而成。

血是人体重要的营养物质，周流不息地循于脉中，灌溉五脏六腑，濡养四肢百骸。若某种原因使血行障碍，造成血行不畅、瘀血内停，或离经妄行，均可导致瘀血证或出血证。瘀血证和出血证病证复杂，既有寒热虚实之分，又有缓急轻重之别。故在应用本类药膳时，必须治病求本，分清标本缓急，急则治其标，缓则治其本，或标本兼顾。

使用活血化瘀药膳时宜适当配伍理气之品。若瘀久伤正者则与补养气血药食同用。此外，月经过多妇女及孕妇当慎用。使用止血药膳时，病久兼有血虚者，应益气养血止血。

瘀血证当活血化瘀，出血证当止血，故本类药膳分为活血化瘀药膳和止血药膳两类。

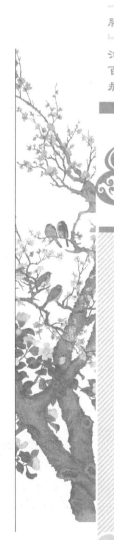

一、活血化瘀药膳

活血化瘀药膳具有通畅血行、消散瘀血作用，治疗血瘀证。病证主要见于瘀阻经脉之半身不遂、瘀血内停之胸胁疼痛、痈肿初起、经闭、痛经，以及产后瘀阻腹痛、恶露不行、外伤瘀肿等。病证虽多，但总以活血化瘀为治。

活血化瘀药膳多由行血活血之品组成，药食常选红花、益母草、桃仁、当归、丹参、鸡血藤、红糖、鸡蛋、酒等，药膳方如三七蒸鸡、桃仁红花粥、活血茶叶蛋、月季花汤等。

1. 三七蒸鸡（《天府药膳》）

【原料】三七20 g，母鸡1只，料酒、姜、葱、味精、食盐各适量。

【制作】将母鸡去毛、去爪、去内脏，洗净，剁

中医药科普读本 第一辑

吃出健康

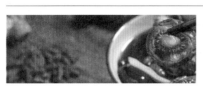
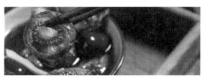

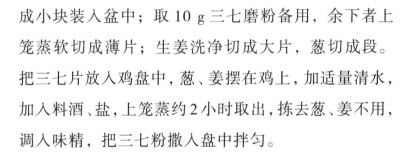

月季花汤（《本草纲目》）

月季花 15 g，冰糖 30 g。将开败的月季花洗净，加水煎汤，加入冰糖，随量饮用。也可用月季花、玫瑰花等量，加冰糖适量泡酒服。主治活血化瘀，通经止痛。适用于血瘀型闭经。

成小块装入盆中；取 10 g 三七磨粉备用，余下者上笼蒸软切成薄片；生姜洗净切成大片，葱切成段。把三七片放入鸡盘中，葱、姜摆在鸡上，加适量清水，加入料酒、盐，上笼蒸约 2 小时取出，拣去葱、姜不用，调入味精，把三七粉撒入盘中拌匀。

【用法】食鸡肉饮汤，每日 1 剂。

【功效】活血补血。

【主治】适用于贫血、面色萎黄、久病体弱等兼有瘀血者。

【方解】散瘀止血，消肿止痛。

【使用注意】孕妇禁用；感冒期间慎用。

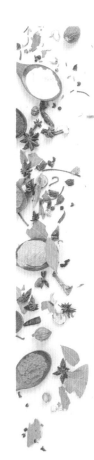

2. 故事链接

失笑散的传说

相传，北宋开宝年间，京郊钱员外的独生女儿出嫁，花轿临门，小姐正发痛经，腹痛如绞，一家人慌得六神无主。正在这时，恰有一蔡姓郎中路过，称有妙药可治。他从葫芦里倒出一匙黄褐色的药粉，嘱取半碗香醋调匀饮用。约莫半个时辰，少女痛止，展颜一笑，转身进屋更衣去了。钱员外拜询："所用为何药，如此灵验？"郎中道："此药可令失笑者转笑，就称'失笑散'吧！"

失笑散由蒲黄、五灵脂研细混匀而成，适用于瘀血停滞所致的月经不调、少腹急痛、痛经、心腹疼痛等。这个方子于 1078 年收入宋太医局编纂的《太平惠民和剂局方》中。至南宋，宋度宗游御药园，入夜突然舌肿满口，不能言语和进食，一位姓蔡的御医用药末轻轻擦宋度宗的舌面，其肿渐消。宋度宗大喜，问所用为何药？蔡医奏道："《和剂局方》所收'失笑散'也。为先祖所创制，臣用蒲黄、五灵脂研末，取其阴阳相济，活血消瘀，故能治陛下的'重舌'。"

中医药科普读本 第一辑

吃出健康

二、止血药膳

　　止血药膳具有制止体内外出血作用，治疗血溢出脉外之出血证。出血证根据其病变部分主要有吐血、衄血、咯血、便血、尿血、崩漏等。出血证的治疗以止血为第一要法，尚宜与温、清、消、补等法结合使用。

　　止血药膳多由止血之品组成，药食常选阿胶、木耳、白茅根、藕、白及、三七、鸡冠花、苎麻根、大枣、仙鹤草等，药膳方如大枣阿胶粥、土大黄蒸肉饼、鲜藕柏叶汁、木耳芝麻茶等。

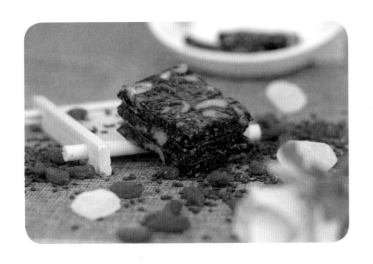

1. 大枣阿胶粥（《寿世新编》）

【组成】阿胶 15 g，大枣 10 枚，糯米 100 g。

【制作】大枣去核与糯米煮粥，待熟时加入捣碎之阿胶，稍煮，搅拌烊化即成。

【用法】每日早晚餐温热服食，3～7 日为 1 疗程。

【功效】养血止血，补中益气。

【主治】脾胃虚弱所致的倦怠无力，食少，泄泻，血虚萎黄，眩晕心悸，以及虚劳咯血、吐血、肌衄、尿血、便血等多种出血症。

【方解】本方所治之证，为脾胃虚弱，运化无力，生化不足，脾不统血所致。

【临床应用】用于体质虚弱、贫血、过敏性紫癜、血小板减少性紫癜，以及消化系统疾病所致的出血、妇女崩漏等属于脾不摄血者。

【使用注意】感受外邪或体内有热时不宜服用。

阿胶鸡蛋羹（《疾病的食疗与验方》） 由阿胶 9 g、鸡蛋 1 个组成。打碎鸡蛋放碗内捣碎；将阿胶加水烊化，与捣碎的鸡蛋合并，酌加清水搅匀；上锅，隔水蒸熟成羹，稍加食盐调味即成。佐餐食用，或作零食随意取食。功能：滋阴养血，止血安胎。主治妊娠血虚之胎动不安、阴道少量出血等症。

中医药科普读本 第一辑

吃出健康

小验方

2. 故事链接

仙鹤草的故事

《黄鹤楼》诗与仙鹤草："昔人已乘黄鹤去，此地空余黄鹤楼。黄鹤一去不复返，白云千载空悠悠。晴川历历汉阳树，芳草萋萋鹦鹉洲。日暮乡关何处是？烟波江上使人愁。"这是唐代诗人崔颢的《黄鹤楼》诗。诗人在诗中写出了仙，写出了鹤，写出了草。这首诗概括了当地流传的一个故事。

古时候，在芳草萋萋鹦鹉洲的一座楼内住着一位老人。老人一边行医，一边修仙，很受乡亲们的尊重。一日，一只黄鹤落在楼前，发出哀哀的鸣叫声。乡亲们围观，老人闻声出楼，见是只流血的黄鹤。于是老人采来一把草药，将拧出的草药汁滴于黄鹤的伤口处，很快就止住了血。之后，在老人的精心喂养下，黄鹤很快就康复了。一日清晨，老人向乡亲们辞行后，乘着黄鹤飞往天上去了，乡亲们才知道这位老人已经成仙，而黄鹤则是仙界派来迎接老人的。望着远去的老人，乡亲们恋恋不舍。

望着远离的乡亲们，老人也恋恋不舍。天黑以后，老人到了天上，无奈黄鹤一去不复返，老人知道再也不可能回到家乡，探望乡亲们。老人只能俯望家乡。日暮乡关何处是？老人只望见了江上烟波，而没有望见家乡与乡亲们，更增加了老人的思乡情。

虽然昔人已乘黄鹤去，此地空余黄鹤楼，但乡亲们依然怀念老人。后来，乡亲们把老人称为仙人，把老人住过的楼称为黄鹤楼，把老人乘坐的黄鹤称为仙鹤，把老人给黄鹤治病的草药称为仙鹤草。

膳　治百病

化痰止咳药膳

凡具有化痰止咳、降气平喘等作用，主要用于咳嗽咯痰与气喘证的药膳均为化痰止咳平喘药膳。化痰止咳平喘药膳是以辛开苦降或甘润之药物与食物经烹饪加工而成。

痰浊咳嗽、哮喘，多为肺家病证。由痰浊等邪客于肺，致肺气阻滞，发为咳嗽；肺气满不降，发为哮喘。但其所以致病，则与五脏六腑均有关，故《素问·咳论》谓"五脏六腑皆令人咳，非独肺也"，如土不生金可致咳，肾水上射可致咳，肝火犯肺可致咳，腑气不降可致咳等。嘴咳多与痰有关，"脾为生痰之源，肺为贮痰之器"，故痰、咳、喘相互关联，与肺、脾、肾三脏最为密切，治疗常须注意这些关系。

化痰止咳平喘药膳以治标为主，应用时宜辨明咳喘证的成因，审因论治，标本兼顾。有的药物性偏温燥，热咳燥咳不宜用；有的药物偏敛涩，邪气盛时不宜用。

本类药膳根据临床表现的不同分为化痰止咳药膳和平喘药膳两类。

中医药科普读本 第一辑

吃出健康

一、化痰止咳药膳

化痰止咳药膳具有化痰浊与止咳嗽的功效，治疗咳嗽咯痰。其临床表现为咳嗽痰多易咯、胸脘痞闷、恶心、肢体困倦等；或咳嗽痰黄，黏稠难咯；或干咳无痰或痰少难咯、口干咽燥等。治疗时除以化痰止咳立法外，还常辨证配合清热、润肺、滋阴等法。因痰随气而升降，气壅则痰滞，气顺则痰消，故又常与理气药同用。

化痰止咳药膳多由理气化痰止咳之品组成，药食常选半夏、百部、陈皮、贝母、萝卜子、冰糖等，药膳方如宁嗽粥、三子养亲茶、鱼腥枇杷饮、二母二冬膏等。

1. 宁嗽粥（《养生食疗菜谱》）

【组成】百部 15 g，生紫菀、杏仁各 10 g，麻黄 9 g，甘草 7 g，冰糖 40 g，粳米 80 g。

【制作】将百部、麻黄、紫菀、杏仁、甘草去灰渣，煎汁，滤药渣，除沉淀；粳米淘洗干净，加药汁，中火烧开，20 分钟后加入冰糖，小火煮稀粥，至粥熟，即成。

【用法】温热服，每日 2 次。

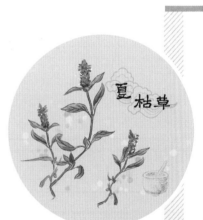

夏枯草

y

膳 治 百 病

【功效】发散风寒，化痰止咳。

【主治】风寒犯肺之咳嗽。症见咳嗽咯痰、痰白质稀；可伴头痛、鼻塞、恶寒发热等。

【方解】本方所治之证，为风寒犯肺，肺气失宣，津液失布所致。治宜发散风寒，化痰止咳。

【临床应用】用于急、慢性支气管炎属于寒咳者。

【使用注意】忌辛辣、油腻肥甘食物，忌酒；表虚自汗者不宜使用本方。

2. 故事链接

有一年，华佗在河南行医。一天，他走到一个名叫白家庄的村子，正赶上下起瓢泼大雨，华佗没法赶路，就住在村里一家姓白的老板开的客店里了。这天晚上华佗刚睡到半夜，就被一阵孩子的哭声惊醒，仔细听听，那孩子还咳嗽呢。华佗猛地爬起来，叫醒客店老板，说："这是谁家的孩子在哭啊？""是住在小店后边那家的孩子。"店老板回答。华佗说："这孩子病得厉害，恐怕难活到明天中午啦！"

店老板很不高兴："你这客人怎么咒人家孩子死啊？"华佗说："我是医生，听出这咳嗽的声音不对了。"店老板一听他是医生，慌忙打躬作揖，笑着说："那就请你快给治治吧。那孩子闹腾好几天了，怪可怜的。"

店老板领着华佗转到店后边，敲开一家的门，那家人急忙请华佗进屋。华佗看了看孩子的脸色，听听咳嗽的声音，又坐下切过脉，然后说："要救这孩子的命，需要一种草药。如果马上找到，及时吃下，这孩子就能转危为安。"孩子的父亲为难地说："得吃什么药，上哪儿去找呀？"华佗说："你点个灯笼照亮儿，我去找找。"雨越下越大，满地泥水，十分难走。孩子的父亲打着灯笼在前，华佗在村子的前前后后到处寻找。最后，终于在客店门前一条小河沟的土坡上找到了。华佗把它挖回来，切下根，用水洗干净，让人煎药给孩子喝；又把那药草的叶子留下来，说："你们拿这个做样子，天亮后再挖一些来，让孩子多吃几剂，病就除根了。这是止咳、祛痰的良药啊！"

孩子的父亲按照华佗留下的叶子，又挖了些药草回来煎给孩子喝，不久，孩子的病全好了。

白家庄的人从此也都认得那味止咳的药草了，不过，就是不知道它的名字。后来，大家一想：这种药草第一次是在白老板门前挖到的，就给它起了个名，叫"白前"。

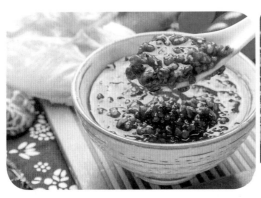
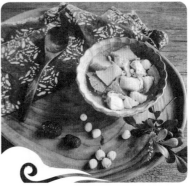

二、平喘药膳

平喘药膳具有降逆肺气、调补肺肾、平息气喘等功效，治疗气喘。其临床表现为呼吸急促，甚至张口抬肩，或短气而喘，动则尤甚，常兼咳嗽咯痰。喘证的治法根据虚实而定，喘证属实者，治宜祛邪利气；喘证属虚者，治宜调补脾肾。

平喘药膳多由降逆平喘之品组成，药食常选苏子、杏仁、白果、葶苈子、冬虫夏草、鸭肉、猪肉等。药膳方如杏苏粥、定喘膏、白果豆腐汤等。

1. 杏苏粥（《本草纲目》）

【组成】杏仁、苏子仁各10 g，粳米50～100 g，红糖适量。

【制作】将苏子仁、杏仁捣乱成泥，与粳米同入砂锅内，加水煮至粥稠，加入红糖调匀，即成。

【用法】温热服，早晚各1次，5日为1疗程。

【功效】降气消痰，止咳平喘。

【主治】主治痰塞气逆所致的咳嗽、气喘、痰多色白、胸脘痞闷等症。

【方解】本方所治之证，为痰壅于肺，肺气上逆所致。治宜降气消痰，止咳平喘。

【临床应用】用于急、慢性气管炎，支气管炎，支气管哮喘等属于痰壅气逆者。

【使用注意】因方中两药皆有通便作用，故大便溏泻者不宜用。

2. 故事链接

梨膏糖的传说

唐初的政治家魏征据传是个十分孝顺的人。他母亲患咳嗽气喘病多年，魏征四处求医，但无甚效果，使魏征心里十分不安。这事不知怎的让唐太宗李世民知道了，即派御医前往诊病。御医仔细地望、闻、问、切后，处方书川贝、杏仁、陈皮、法夏等味中药。可这位老夫人的性情却有些古怪，她只喝了一小口药汁，就连声说药汁太苦，难以下咽。

第二天，老夫人把魏征叫到面前，告诉魏征，她想吃梨。魏征立即派人去买回梨，并把梨削去皮后切成小块，装在果盘中送给老夫人。可老夫人却因年老，牙齿多已脱落，不便咀嚼，只吃了一小片梨后又不吃了。这又使魏征犯了难。他想，那就把梨片煎水加糖后

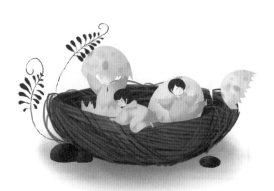

让老夫人喝煎梨汁吧。这下可行了：老夫人喝了半碗梨汁汤还舐着嘴唇说："好喝！好喝！"

魏征见老夫人对煎梨汁汤颇喜欢，但光喝梨汁汤怎能治好病呢？因此，他在为老夫人煎煮梨汁汤时就顺手将按御医处方煎的一碗药汁倒进了梨子汤中一齐煮汁，为了避免老夫人说苦不喝，又特地多加了一些糖，一直熬到三更。魏征也有些疲惫了，他闭目养了下神。等他睁开眼揭开药罐盖时，谁知药汁已因熬得时间过长而成了糖块。这糖块酥酥的，入口即化，又香又甜，又有清凉香味，老夫人很喜欢吃，谁知老夫人这样吃了近半个月，胃口大开，不仅食量增加了，而且咳嗽、气喘的病也好了。

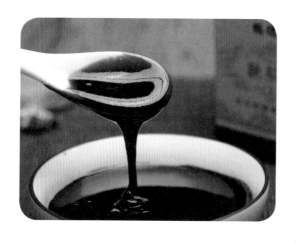

魏征用药和梨煮汁治好了老夫人的病，这消息很快传开了，医生也用这一妙方来为病人治病疗疾，并收到了好的效果。人们就称它梨膏糖。

中医药科普读本 第一辑

吃出健康

健脾消食解酒药膳

　　凡具有开胃健脾、消积化滞、解酒醒酒等作用，主要用于食积证和酒醉证的药膳均为健脾消食解酒药膳。健脾消食解酒药膳是以芳香醒脾、消食化积的药物与食物经烹饪加工而成。

　　食积证多因饮食不节，或过食肥甘厚味、生冷壅滞之品，致使脾之运化功能受阻，脾胃不能腐熟运化水谷；或是由于脾胃虚弱，受纳、运化失职，引起饮食停滞而为食积。

　　根据功效和适应证的不同，本类药膳分为消食化滞药膳、健脾消食药膳及解酒醒酒药膳三类。

　　健脾消食解酒药膳多属渐消缓散之剂，虽作用和缓，但部分药物也有耗气之弊，宜饭后服，不宜久服，以免耗伤正气。解酒类药膳应中病即止，不宜过剂。对脾虚食积者，应因证配伍，如食滞而气滞不行，宜配伍橘皮、金橘等理气之品。

一、消食化滞药膳

　　消食化滞药膳具有促进消化、消导饮食停滞作用，主治食积证。本类药膳适用于暴饮暴食，过食膏粱厚味或生冷刺激之品引起的饮食积滞证。症见胸脘痞闷，嗳腐吞酸、厌食呕逆、腹痛泄泻等症。治宜消食化积导滞。

　　消化积食药膳多由消食化积、行气导滞之品组成，药食常选山楂、麦芽、神曲、萝卜子、鸡内金、橘皮、粳米等，药膳方如莱菔子粥、桂皮山楂饮、山楂导滞糕等。

　　1. 莱菔子粥（《老老恒言》）

　　【组成】莱菔子 15 g，粳米 100 g。

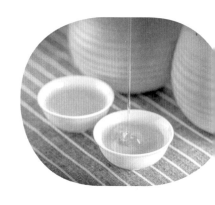

　　【制作】将粳米洗净，置砂锅内，加入炒熟、磨成细粉的莱菔子，添加水适量，置武火上烧沸，用文火熬煮成粥，即可。

　　【用法】早晚温热服，每日 1 剂，3 ~ 5 日为 1 疗程。

　　【功效】消食除胀。

　　【主治】食积气滞证，症见食积不消、腹胀、嗳气吞酸、纳呆、泄泻等。

【方解】本方所治之证，为食积气滞，脾胃运化功能失常，升降失司所致。治宜消食除胀。

【临床应用】用于功能性消化不良。

【使用注意】莱菔子有耗气之弊，不可久服；不宜与人参同用。

2. 故事链接

山楂的故事

相传山东境内有座驼山，山脚下有位姑娘叫石榴。她美丽多情，很早就爱上了一位名叫白荆的小伙，两人同住一山下，共饮一溪水，情深意厚。不幸的是，石榴的美貌惊动了皇帝，官府来人抢走了她，并欲迫其为妃。石榴宁死不从，骗皇帝说，要为母守孝一百天。皇帝无奈，只好找一处幽静院落让其独居。石榴被抢走以后，白荆追至南山，日夜伫立山巅守望，日久竟化为一棵小树。后来，石榴逃离皇宫寻找到白荆，却发现他已经化为小树，石榴悲痛欲绝，泪如雨下。悲伤的石榴在白荆旁边也幻化为一棵小树，不久，这棵小树结出鲜亮的小红果，人们叫它"石榴"。

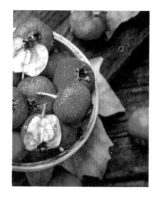

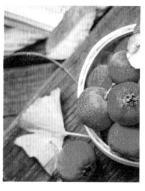

吃出健康

这件事不久就被皇帝知道了，皇帝大怒，命人砍树，并下令不准叫"石榴"，要叫"山渣"，以取山中渣滓之意。但是人们喜爱石榴的刚强，将"山渣"改为"山楂"，这就是山楂名字的由来。

山楂又叫棠球子，虽是山野之果却用来治过大美女杨贵妃的病。有一年杨玉环在华清宫游玩时感觉脘腹胀满，接着大便泄泻，不思饮食，唐玄宗为此坐卧不安。请来御医盈庭，名贵药品用尽，贵妃的病不但没有好转，反而加重。

深秋，一道士化缘路过皇宫，自荐能为贵妃治病。唐玄宗屈驾，亲自前往迎接。诊视完后，道士思忖道："此乃脾胃柔弱，饮食不慎，积滞中脘，御医所用之药，滋补腻滞，实反其道也。"于是，挥毫写出"棠球子十枚，红糖三钱，熬汁饭前饮用，每日三次"，然后扬长而去。唐玄宗将信将疑，但还是按方服药了，谁知用药半月之后，贵妃的病果真痊愈。于是，山楂健脾消食的疗效得到进一步验证和传播，连御医也对其青睐有加。

二、健脾消食药膳

健脾消食药膳是具有健运脾胃、消食化积作用，治疗脾虚食积证的药膳。本类药膳适用于脾胃虚弱，食积内停之证。症见脘腹痞满、不思饮食、面黄肌瘦、大便稀溏等。治宜健脾消食。

健脾消食药膳多由健脾养胃、消食化积之品组成，药食常选山药、白术、山楂、麦芽、神曲、陈皮、猪肚等，药膳方如健脾茶、山药扁豆糕等。

1. 健脾茶（《滋补保健药膳食谱》）

【组成】橘皮 10 g，炒山楂 3 g，生麦芽、荷叶各 15 g。

【制作】取橘皮、荷叶切丝，与炒山楂、生麦芽同置锅内，加水适量，煎煮武火至沸，文火保持微沸 30 分钟，过滤取汁去渣，即成。

【用法】代茶频饮。

【功效】健脾祛湿，消积化滞。

【主治】脾失健运，湿浊内蕴所致的食滞不化，厌食腹胀，大便溏薄，小儿疳积等症。

【方解】本方所治之证，为脾不健运，水湿

内生，水谷不化所致。治宜健脾祛湿，消积化滞。

【临床应用】用于消化不良等。

【使用注意】不宜长期食用。

2. 故事链接

麦芽的故事

都说"良药苦口利于病，忠言逆耳利于行"，麦芽性甘平，虽不苦口却也是一味良药。它运用于中医已有千年的历史，并且留下了一个良药甜口的趣味传说。

相传南宋高宗赵构亲生儿子早夭，只有两个养子赵琢和赵昚。虽然是养子，但是赵构对他们也十分疼爱，他们每天锦衣玉食。其中赵琢因为每天养尊处优得了一种怪病，他不喜欢吃东西也不爱玩耍，总感觉浑身无力。宫中的御医开了几个方子，但总是吃几副药病症就轻了，停几天不吃药就又重了，病症缠绵不去，弄得赵构心中大为恼火。他听说民间的许仙医术高超，便召许仙和其妻白素贞进宫看病。许仙给赵琢开了一副药，用神曲、麦芽、山楂、鸡内金、黄连、肉蔻、使君子、槟榔、木香等九味药研磨成粉末，与鲜猪肝汁一起制成小丸，让赵琢服用。赵琢服后效果非常好。赵构很高兴，要留许仙在宫里当御医，但是许仙心系百姓不愿入朝为官，可他又不敢抗旨，只好找妻子白素贞商量。白素贞笑道："你不用急，明天面见圣上时，一切都交给我吧。"第二天在大殿上面见皇帝，赵构要封许仙做御医，白素贞道："皇上且慢，许仙医术平平不堪担此重任。"赵构不信，说："爱卿的药丸药到病除，怎么能说医术平平呢？"白素贞笑答："许仙的丸子虽好，但是味道苦涩，太子是小孩子一定不喜欢服用，草民有一药方不仅甘甜可口，而且可以经常食用，让皇子不再犯病。"赵构奇道："竟有如此奇方？""不错，草民愿献出此方，只愿皇子康复后能让草民夫妻还乡。"赵构道："若有如此良药，朕当然答应你的要求。"白素贞道："这药也不难寻，只需成熟大麦水浸约一日，取其发的黄棕色短芽，以色黄、粒大、饱满、芽完整者为佳，煎服或研末服用均有效。此方不仅用于食积不化、脘闷腹胀、食欲不振，又可用于脾胃虚弱、乳房胀痛等症。"赵构开始还不信，但是试着给赵琢服用后，果真疾病不再发作。于是赵构赏赐了许仙夫妻许多金银，让他们还乡。回到家乡后，

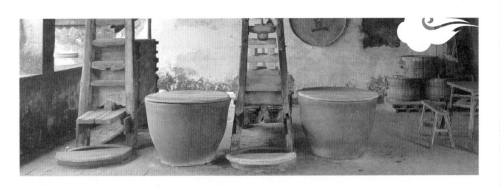

夫妻俩就用皇帝赏赐的这些金银在宝芝林为贫苦人民义诊，救死扶伤，传为佳话。

三、解酒醒酒药膳

解酒醒酒药膳具有解酒毒作用，治疗酒醉证。本类药膳适用于饮酒过度或不胜酒力，胃失和降，酒毒上犯所致的酒醉证。症见头晕头痛，恶心呕吐，身体燥热口干口渴，小腹胀满，小便较多等。酒性温燥、升散，治宜解酒醒神，降逆和胃，利湿清热。

解酒醒酒药膳多由解酒毒、降胃气、祛湿热之品组成，药食常选橘皮、橘子、白果、葛花、青梅、葱白、莲子、白糖、冰糖、白醋等，药膳方如八珍醒酒汤、神仙醒酒汤、二葛枳椇子汤等。

1. 八珍醒酒汤（《滋补保健药膳食谱》）

【组成】白果、百合、白醋各 5 g，莲子、青梅各 10 g，红枣 20 g，橘子瓣、山楂糕、白糖、冰糖各 50 g，桂花汁、精盐少许。

【制作】白果切丁；百合分瓣；核桃仁用温水泡后去衣切丁；莲子用温水浸泡后去皮、心，掰成两半；红枣去核；青梅、山楂糕切丁。把莲子、白果、百合、红枣分别置于小碗内上屉蒸熟。锅内放清水，烧开，加白糖、冰糖，待溶化后，加入上述诸料，待沸，再

中医药科普读本 第一辑

吃出健康

加白醋、桂花汁、精盐，勾薄芡，即可。

【用法】酒后随量饮用。

【功效】解酒除烦，消食和胃。

【主治】饮酒过度所致的嗳气呕逆、吞酸嘈杂、脘腹胀满、烦渴等症。

【方解】本方所治之证，为饮酒过度、湿热内扰、胃气上逆所致。

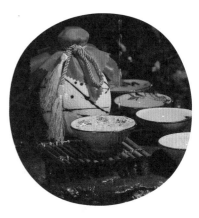

【临床应用】用于饮酒过度之解救。

【使用注意】湿热之体不宜多食。

乌梅莲子醒酒汤（《滋补保健药膳食谱》）

由乌梅30 g、红枣50 g、桂花10 g、橘子罐头半瓶（约250 g）、莲子罐头半瓶（约250 g）、白醋30 g、白糖300 g组成。取红枣洗净去核，置小碗中加水蒸熟；乌梅切丁；橘子罐头（连汤）、莲子罐头（连汤）一起倒入锅中，加入乌梅、红枣、白糖、白醋、桂花和适量清水，中火烧沸，即成。酒醉后，凉饮。功能：宣散排毒，解酒醒神。主治饮酒过度或慢性酒精中毒等证。

小验方

2. 故事链接

苏东坡的醒酒药——枳椇子

古往今来，英雄豪士多善饮酒，宋朝大文豪苏东坡在政治上屡经坎坷，却能始终不改其乐，除了修养与文学造诣以外，据说也得益于"薄薄酒"。苏东坡的薄薄酒就是"微醺"，即有一定的醉意，但绝不是烂醉如泥，故有陶然之乐，而无昏狂之弊。这样饮酒是可以收到"行气血、舒经脉"效果的。苏东坡饮酒虽然很少沉醉，但他却掌握了极好的醒酒药，准备随时帮助朋友。

《苏东坡集》中记载了一则故事，说明他醒酒药的来历：苏东坡的同乡揭颖臣得了一种饮食倍增、小便频繁的病，许多医生都说是"消渴"（糖尿病），多年不能治愈，自认为没有希望了。苏东坡介绍一个名叫张肱的医生替他治疗，张肱认为揭患的不是消渴，而是慢性酒精中毒。酒性本热，因此喜欢饮水，症状似消渴而不是消渴。于是用醒酒药治疗，多年不愈的疾病竟就此痊愈了。从此，张肱的醒酒药，也就成了苏东坡的醒酒药。苏东坡的醒酒药是什么呢？就是中药枳椇子。

枳椇子，为鼠李科枳椇属植物，落叶阔叶高大乔木，树高可达 30 米，别名拐枣、鸡爪梨、万寿果、结肉子、结肉籽、桔扭子、鸡爪树、鸡爪果、鸡脚爪、万字果、梨爪子等，我国大部分省区均有零星分布，野生。具有医疗价值，其子可清热利尿，止咳除烦，解酒毒。

平肝潜阳药膳

凡具有平肝潜阳或平肝息风作用，用于治疗肝阳上亢或肝风内动病证的药膳，均为平肝潜阳类药膳。

本类药膳具有滋阴潜阳、祛风止痉、平肝疏郁、通络安神等功效。能抑亢盛之阳，降有余之火，滋肝肾不足之阴。适用于因忧思恼怒过极，或过食肥甘醇酒，以至于肝肾之阴亏于下，肝阳肝火逆于上，甚则内风旋动，气血逆乱上涌于头所致的虚风内动之证。

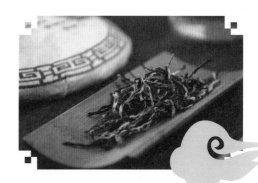

临床常表现为头痛头晕、目胀耳鸣、面红目赤、急躁易怒、失眠多梦、腰膝酸软、心悸健忘、肢体震颤、步履不稳、抽搐痉挛等。

肝为刚脏，体阴而用阳，藏血而主疏泄，其阴易虚而阳易亢，极易形成肝阳上亢、肝火上冲、肝风内动之势。治之当以平肝潜阳熄风为大法，以滋养肝肾之阴为基础。

常用药食有天麻、钩藤、菊花、决明子、罗布麻、芹菜、淡菜、荠菜、猪脑、猪瘦肉等。常用药膳方如钩藤蜜茶、二菜汤、夏枯草煲猪肉、菊花肉丝等。

平肝潜阳类药膳大多属寒凉之性，只宜于肝火上炎、肝阳上亢之患者，若因血虚、气虚、痰湿所致的头痛头晕或脾胃虚寒、大便溏泻者则不宜食用。

1. 二菜汤（《实用食疗方精选》）

【组成】淡菜 10 g，荠菜 30 g。

【制作】锅中加水适量，先用文火煮淡菜 30 分钟，再放入荠菜，水沸即成。

【用法】喝汤食菜，每日 1 剂，1 次或分 2 次用完。

【功效】滋阴清热，平肝潜阳。

【主治】阴虚阳亢所致的腰膝酸软、眩

吃出健康

晕耳鸣、头胀头痛、面红目赤、潮热盗汗；肝肾亏虚所致的妇女带下、漏下、经行量多；瘿瘤、瘰疬等。

【方解】本方所治之证，为肝肾阴虚，水不涵木，肝阳上亢所致。

【临床应用】多用于高血压病、动脉硬化症等证属肝肾阴虚、肝阳上亢者；也用于功能性子宫出血、单纯性甲状腺肿大、慢性颈淋巴炎而证属肝肾阴虚、虚火内扰者。

2. 夏枯草煲猪肉（《食物疗法》）

【原料】夏枯草20 g，猪瘦肉50 g，食盐、味精各适量。

芹菜红枣汤（《食疗本草学》）

由鲜芹菜（下段茎）120 g、红枣30 g组成。将鲜芹菜择洗干净，切成寸许长段，与洗净的红枣同置锅内，加水适量，熬煮30分钟。喝汤食红枣，或连芹菜一并吃下，每日1剂，分2次食用。功能：平肝清热，健脾养心。适用于肝阳上亢、心血不足所致的头痛头晕、头重足飘、失眠烦躁、惊悸怔忡等；可用于高血压、高脂血症、冠状动脉硬化性心脏病、慢性肝炎而证属肝经有热、心脾不足者。

【制作】将猪肉切薄片，夏枯草装纱布袋中、扎口，同放入砂锅内，加水适量，文火炖至肉熟烂，弃药袋，加食盐、味精调味即成。每日1剂，佐餐食肉饮汤。

【功效】平肝清热，疏肝解郁。

【主治】适用于头痛、眩晕、目疼、耳鸣、烦躁、瘰疬、痰核等证。

【方解】本方所治之证，为肝火上炎所致，治宜清泄肝火。

【使用注意】本方性偏寒凉，脾胃虚寒，大便溏薄者慎用。

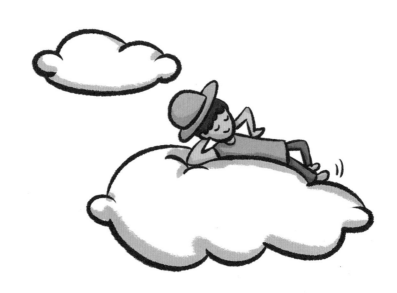

安神药膳

凡具有安神功效，用以治疗神志不安病证的药膳，均称为安神药膳。

根据临床应用不同，安神药膳分为重镇安神和养心安神两类。

重镇安神类药膳适用于实证为主的心神不安病证。这类病证多由痰热扰心，或肝郁化火，内扰心神所致，其发病急，变化快，常表现为惊恐不已、烦躁不宁等。治疗多以重镇安神为主，并常配以清热、化痰之品，常用原料有龙骨、磁石、朱砂等，代表药膳如朱砂煮猪心等。此类多由金石药物组成，具有一定的毒副作用，不宜久服，尤其是含有朱砂的药膳更应该慎用。

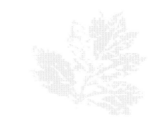

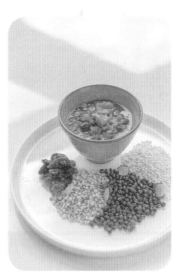

养心安神类药膳适用于偏于虚

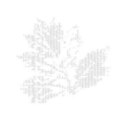

证的心神不安病证。这类病证多为忧思太过，耗伤心肝之阴血，心神失养所致，其发病较缓，常表现为心悸心烦、健忘失眠等，治疗多以宁心安神为主，并常配以养血、滋阴之品。常用原料有龙眼肉、猪心、酸东仁、柏子仁、百合等，代表药膳如酸枣仁粥、百合粥、龙眼肉粥、甘麦大枣汤、莲子茯苓糕、天麻猪脑等。此类药膳食品作用缓和，无不良反应，易于久服。

1. 酸枣仁粥（《太平圣惠方》）

【配料】酸枣仁 10 g，熟地 10 g，粳米 100 g。

【制作】将酸枣仁置锅内，用文火炒至外皮鼓起并呈微黄色，取出，放凉，捣碎，与熟

磁石粥（《寿亲养老新书》）

由磁石 30 ～ 60 g，粳米 100 g，生姜、大葱各适量组成。磁石捣碎，入砂锅内，加水煎煮 1 小时，去渣取汁；再加粳米、生姜、大葱于滤汁中，同煮为粥。每日 1 剂，于夜晚睡前食用。功能：重镇安神，平肝潜阳，聪耳明目，纳气定喘。

吃出健康

小验方

地共煎，去渣，取汁待用；将粳米淘洗干净，加水适量，煮至粥稠时，加入药汁，再煮 3 ~ 5 分钟即可。

【用法】温热服，每日 2 次。

【功效】养心安神。

【主治】适用于心肝血虚引起的心悸、心烦、失眠、多梦等症。

【方解】方中酸枣仁味酸甘性平，入心、肝经，是治疗心肝血虚引起的虚烦不眠、体虚汗出之要药。

【使用注意】酸枣仁炒用打碎能增强镇静安神之效。熟地滋腻碍胃，故脾胃虚弱、湿阻脘闷、食少便溏者慎用。

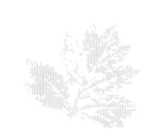

2. 龙眼肉粥（《老老恒言》）

【组成】龙眼肉 20 g，红枣 10 枚，粳米 100 g，白糖适量。

【制作】分别将龙眼肉、红枣、粳米洗净，同置锅内，加水适量，先以武火煮沸，再以文火煮至粥熟，

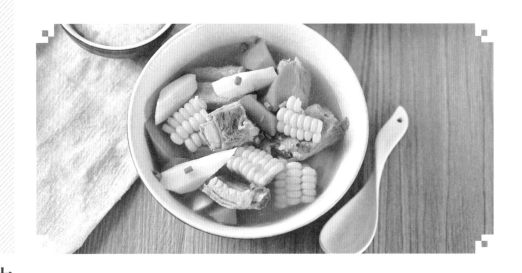

然后加糖调味即成。

【用法】每日 1 剂，分早、晚 2 次食用。

【功效】补益心脾，养血安神。

【主治】心脾两虚所致的心悸怔忡、失眠多梦、健忘神疲、面色萎黄、气短、多汗等。

【方解】本方所治之证，为心脾两虚、血不养心、心神不宁所致。

【临床应用】神经衰弱出现心脾两虚者均可使用。由于本方镇静催眠作用较为明显，老人尤佳，故更为常用。本方亦可用于健康人提高记忆力、增强体质。

【使用注意】内有痰火及湿滞饮停者忌用；热食、适量，用量过大可致中满气壅。

3.故事链接

枣仁远志汤的由来

古时候，某地有一秀才，娶了药铺主之女为妻，其妻通药理。

一年仲夏，秀才将赴省城参加 3 年一度的乡试。行前其妻将一节圆木交给他道："相公，你带上此木，能保身体健康，考场不惊，一举夺魁的！"秀才不解其意，笑着打趣道："难道叫我恐吓考官不成？"妻子解释道："不是，相公此次赶考，千里迢迢，天气酷热，日间赶路夜来读书，加之蚊叮虫咬，岂不有害健康？此木名'大胆'，内服有安神补益、强壮之功效，可治心悸、失眠、健忘等症；外用又可治一切痛疽、脚毒、疗疮诸疾，难道不是保相公一路安康吗？考前服之，镇静安神，临场不惊，尽情发挥，文艺、书法俱佳，能不夺魁？"秀才听了，茅塞顿开，连连点头称是，依妻子之言，果然考中，金榜题名。

秀才中举之后，深感此木之神效，然厌其名庸俗。既然能益智强身，何不更名远志，跟老丈人说之。丈人点头称妙，还加上一味平和、镇静、安神良药枣仁，组成枣仁远志汤，并以女婿做活广告，生意格外兴隆。

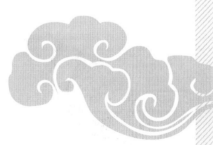

固涩药膳

　　凡具有收敛固涩作用，用以治疗气血精液耗散或滑脱之证的药膳，均称为固涩类药膳。

　　固涩药膳主收敛固涩，有敛阴耗散、固滑脱之功效。主要用于久病体弱、正气不固所致盗汗，久咳虚喘、久泻久痢，遗精、滑精，遗尿、尿失禁，崩漏带下等滑脱不禁病证。

　　固涩类药膳专为正气内虚、耗散滑脱的病证而设，病属邪实，如表证未解、热病汗多、热痢初起、湿滞泄泻、火扰精泄、湿热溺带等，用之会"闭门留寇"，故属禁忌。

　　本类药膳根据其作用特点，主要分为固表止汗、固肠止泻、涩精止遗、固崩止带四类。

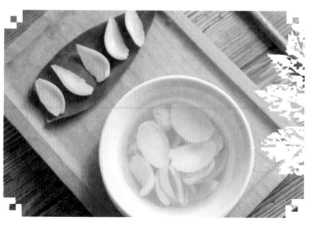

一、固表止汗药膳

固表止汗药膳具收涩止汗药功效，治疗虚证汗出，又称敛汗法。适用于自汗、盗汗证。常用药食有黄芪、浮小麦、牡蛎、五味子、红枣、太子参、母鸡等，药膳方如浮小麦饮、麻鸡敛汗汤、参麦止汗茶等。

麻鸡敛汗汤（《太平圣惠方》）

【组成】麻黄根、牡蛎、肉苁蓉各30 g，净母鸡1只（约重1000 g），食盐、味精各适量。

【制法】将鸡宰杀，去毛、头、足及内脏，洗净，

参鸽汤（《中华临床药膳食疗学》）

由高丽参3.5 g、乳鸽1只组成。将高丽参切片；将乳鸽宰杀，去毛，洗净，然后剖腹去内脏，再用清水冲洗其体表（不必清洗腹中血）；参片、乳鸽同入瓷碗（钵）中，置于蒸锅内，隔水蒸炖1小时，配少许食盐。食鸽肉及参片，饮汤，每日1剂，连用3天。功能：补气益精，固表止汗。适用于气虚之自汗短气、易感冒、崩漏、月经不调等症，以及其他虚劳病证。也可用于病后调养及日常保健。

小验方

与麻黄根同入砂锅,加水适量;文火煮至鸡烂,去鸡骨、药渣,再加洗净的肉苁蓉、牡蛎,续煮至熟;添加食盐、味精调味。

【用法】佐餐,食肉喝汤,每周2～3剂,每日早、晚食用。

【功效】益气固表,敛阴止汗。

【主治】气阴两虚,卫表不固所致的自汗、盗汗,伴心悸惊惕、短气烦倦;病后动辄汗出不止,恶风,易感冒,伴气短乏力。

【方解】方中麻黄根为固表止汗之要药。本方具有益气固表、敛阴止汗之功。

【临床应用】用于结核病盗汗、自汗而证属气阴两虚者。

【使用注意】本方药性偏温,药力和缓,阴虚盗汗及亡阳之大汗淋漓,均非本方所宜。

参麦止汗茶(《小儿药膳食疗》)

浮小麦15～30 g,太子参10 g,红枣5枚。将红枣洗净解开,与太子参、浮小麦共入砂锅中,加清水适量,以文火煎煮30分钟,滤渣取汁。可按喜好加糖调味。每日1剂,频频饮用。效用:益气养阴,收敛止汗;卫气不足,肌表不固;或心阴亏损、虚热内扰、心液外泄所致的自汗、盗汗。

吃出健康

二、涩肠止泻药膳

涩肠止泻药膳有涩肠止泻功效，治疗脾肾虚弱之泻痢等症。

适用于脾肾虚弱之泻痢日久、滑脱不禁等病证。常用药食有肉豆蔻、芡实、山药、莲子肉等，药膳方如二神丸、八珍糕、乌梅粥、芡实蒸蛋羹等。

1. 乌梅粥（《圣济总录》）

【组成】乌梅 10 g ~ 15 g，粳米 60 g，冰糖适量。

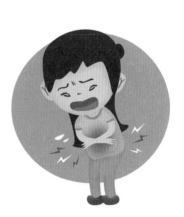

【制法】将乌梅洗净拍破，入锅煎取浓汁；再将粳米洗净入锅，乌梅汁煮粥；粥熟时加入捣碎的冰糖少许，稍煮即成。

【用法】每日 1 剂，早、晚各 1 次，于空腹时温食，连续食用 5 ~ 7 天。

【功效】涩肠止泻，敛肺止咳，生津止渴，收敛止血。

【主治】泻痢不止、倦怠食少或久咳不止、咳甚则气喘汗出，或暑热汗多、口渴多饮等。

【方解】本方所治之证，为脾虚固摄无权，肺虚气散不收所致。

【临床应用】慢性支气管炎、慢性非特异性结肠炎、慢性细菌性痢疾、糖尿病、痔疮出血等病证均可辨证应用，尤宜于慢性细菌性痢疾及慢性肠炎出现脾虚失运、气津两伤之泻痢不止、口干喜饮、食欲不振、小便短少等。

五味子糖饮（《饮膳正要》）

北五味子（净肉）500 g，紫苏叶180 g，人参（去芦，锉）120 g，砂糖1000 g。将五味子、紫苏叶、人参等同放入砂锅中，加水适量，煎熬2小时，滤渣留汁，放置澄清，取上清液。口服，每次100 mL，每日早、晚各1次。功能：益气生津，滋肾敛肺，涩肠止泻，固精止遗，宁心安神。适用于自汗、盗汗，遗精早泄；体虚滑泻之久泻不止；或肺肾两虚，气浮于上之久咳虚喘；或气津两虚之咽干口燥、烦热消渴等；亦可用于中老年人日常保健。

中医药科普读本　第一辑

吃出健康

【使用注意】本方以收敛固涩见长，仅适宜于久咳、久泄、久痢、消渴、便血等病证，外有表邪或内有实热积滞者则均非其所宜。

2. 八珍糕（《外科正宗》）

【原料】人参 15 g，山药 180 g，芡实 180 g，茯苓 180 g，莲子肉 180 g，糯米 1000 g，粳米 1000 g，白糖 500 g，蜂蜜 200 g。

【制作】将人参等各药分研为末，糯米、粳米磨制为粉，各粉放入盆内，与蜂蜜、白糖相合均匀，入水适量煨化，同粉料相拌和匀，摊铺蒸笼内压紧蒸糕，糕熟切块，火上烘干，放入瓷器收贮。

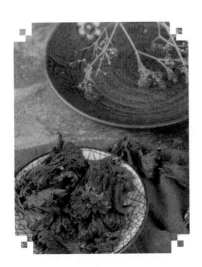
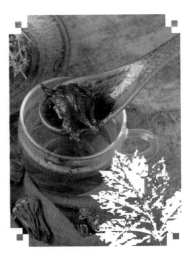

【用法】每日早、晚空腹食 30 g。

【功效】补中益气，收涩止泻，安神益智。

【主治】适用于病后及年老、小儿体虚、脾胃虚弱、神疲体倦、饮食无味、便溏腹泻者。

【方解】方中人参为大补元气之要药。山药为补脾养胃、益肺固肾、强身健体之佳品；芡实健脾固肾，止泻除湿；茯苓利水渗湿，补中安神，三者共用而不伤于燥，相得益彰。

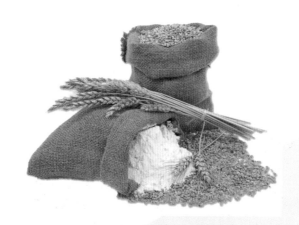

三、涩精止遗药膳

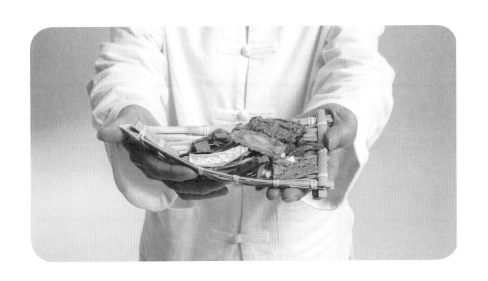

  涩精止遗药膳有涩精补肾功效，适用于肾虚失藏，或肾气不摄、膀胱失约以致遗精滑泄及小便失禁的病证。常用药食有菟丝子、桑螵蛸、芡实、山茱萸、莲子、金樱子、猪小肚等，药膳方如山茱萸粥、金樱子炖猪小肚、益智桑螵蛸炖猪脬等。

山茱萸粥（《遵生八笺》）

【组成】山茱萸30 g，粳米100 g，蜂蜜30 g。

【制法】将粳米淘净，煮粥；山茱萸去皮核，捣研为泥，兑入粳米粥中搅匀；食用前加入蜂蜜。

【用法】每日1剂，分2次食用。

【功效】补益肝肾，涩精止遗，敛汗固脱。

【主治】肝肾亏虚，肾气不固，致精失封藏之阳痿遗精、遗尿尿频或尿后余沥不尽，冲任不固之月经过多、崩漏、带下量多，筋骨失养、髓海不充之腰膝酸软、头晕耳鸣等。

【方解】本方所治之证，为肝肾亏虚，肾气不固所致。治宜补益肝肾、收敛固涩。

【临床应用】用于小儿遗尿、慢性前列腺疾病、男子性功能减退及妇女月经病、功能性子宫出血、高血压病、肾炎等属于肝肾亏虚者。本方有升高白细胞的作用，故又可用于放射疗法或化学疗法引起的白细胞减少。亦可用于中老年人日常保健。

【使用注意】本方以温补收敛见长，故命门火炽、素有湿热、小便不利、邪气未尽者忌用。山茱萸果核可致遗精，故应先将果核去尽。

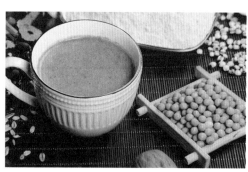
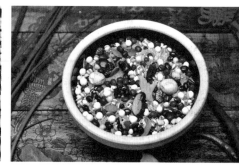

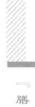

四、固崩止带药膳

固崩止带药膳适用于妇女肝、肾、脾不足，冲任失固所致的月经过多，甚则崩漏不止，或带下过多、缠绵不绝等。常用药食有白果、乌贼骨、芡实、莲子肉、乌骨鸡等，药膳方如白果乌鸡汤、山药芡实粥。

山药芡实粥（《寿世保元》）

【原料】山药50 g，芡实50 g，粳米50 g，香油、食盐各适量。

【制作】山药去皮切块，芡实打碎。二者同入锅中，加水适量煮粥，待粥熟后加香油、食盐调味即成。

【用法】每晚温热服食。

【功效】补益脾肾，除湿止带，固精止遗。

【主治】适用于脾肾两虚或脾虚有湿所致的女子带下，男子遗精，以及健忘失眠，纳少便溏，倦怠乏力，形体羸瘦等证。

【方解】方中山药健脾益肾，涩精止遗，为药食两用之佳品。芡实为涩精、止带、缩尿之要药。山药、芡实相伍，与粳米合而为粥，齐奏健脾固肾、收敛固涩之功。

【使用注意】本方补涩力较强，凡湿热为患所致之带下尿频、遗精白浊诸症，不宜服用。

后　记

本套书在编写过程中，参阅了大量的相关著作、文章等，其中涉及很多名家医案、医方、歌诀、杂记、传说、故事等。对于部分入选的医方、歌诀等内容因未能与原作者取得联系，谨致以深深的歉意。敬请本书入选的医方、歌诀等的原作者及时与我们联系，以便我们支付给您稿酬并赠送样书。

同时我们欢迎广大医学研究者、爱好者提出宝贵的建议，踊跃荐稿。

联系人：刘老师

电话：0431 — 86805559

地址：吉林省长春市春城大街 789 号

邮编：130062

邮箱：359436787@qq.com